Dr. med. Caroline Lehmann
Shirley Michaela Seul

HILFE BEI FEHLGEBURT

Wie du mit dem Verlust deines Kindes umgehen und wieder Hoffnung finden kannst

Mit einem Hebammenkommentar von Dana Ruff

© 2024 Caroline Lehmann
Am Rothlauf 9
61476 Kronberg

Shirley Michaela Seul, erfolgreiche Sachbuch- und Belletristik-Autorin,
hat Caroline Lehmann unterstützt.
https://www.shirley-michaela-seul.de

Dana Ruff, Hebamme in Hamburg
https://www.geliebt-gebunden.de

Lektorat: Erik Kinting – www.buchlektorat.net
Umschlag & Satz: Erik Kinting
Titelbild & Illustrationen: © Jenny Keuter, Maulani Friska
Foto im Innenteil: Anne Simon

Druck und Distribution im Auftrag des Autors:
tredition GmbH, Heinz-Beusen-Stieg 5, 22926 Ahrensburg, Germany

Softcover   978-3-384-21011-1
Hardcover   978-3-384-21012-8
E-Book   978-3-384-21013-5

Für alle Sternenkinder

Über die Autorin

Caroline Lehmann betreute als Fachärztin über zehn Jahre lang Patienten in der *Sprechstunde für Fehlgeburten und unerfüllten Kinderwunsch* und erlebte selbst vier Fehlgeburten, bevor sie endlich Mutter wurde. Auf ihrem Blog und auf Instagram @hilfe_bei_fehlgeburt widmet sie sich allen Fragen rund um Fehlgeburt und Kinderwunsch.

https://www.caroline-lehmann.com

»Jedes verlorene Kind steht für einen Traum, den wir loslassen, jedoch nicht für eine verlorene Zukunft.«

Inhalt

1. UNTER DER BAUCHDECKE

»Wird denn alles gut gehen mit dem Baby?«, fragte mich die Patientin bei der Begrüßung, während ich ihre zarte heiße Hand drückte. Ihre Stimme klang belegt. Die junge Frau war in großer Sorge, denn ihre Mutter hatte zwei Fehlgeburten erlitten. War so etwas vererbbar?

»Im Ultraschall sieht alles bestens aus«, beruhigte ich sie mit einem Satz, den ich selbst auch gern gehört hätte, denn in meinem Bauch lag ein toter Embryo.

Seit einer Woche wusste ich, dass das kleine Herz dieses so sehnlich erwünschten Kindes nicht mehr schlug. Zum vierten Mal in acht Jahren war meine Hoffnung gestorben. Aber diesmal hatte ich mich nicht für eine Kürettage entschieden, so der Fachbegriff für die Ausschabung. Diese Operation wird in Deutschland unter Narkose routinemäßig durchgeführt, wenn das Kind im Mutterleib vor der zwölften Schwangerschaftswoche verstirbt. Stattdessen würde ich warten. Warten, bis es von selbst zu einem Abgang käme, so wie es in vielen europäischen Ländern gehandhabt wird.

Dieses Warten war entsetzlich, und dennoch fühlte es sich absolut richtig an. Denn die Spätfolgen einer Operation wie Verwachsungen und Verklebungen der Gebärmutterschleimhaut können bei einer folgenden Schwangerschaft zu schwerwiegenden Komplikationen führen, vor allem, wenn der Eingriff wie bei mir mehrfach vorgenommen wurde. Und ich wollte es noch einmal versuchen, ein letztes Mal, wenn ich diese schwere Zeit mit dem toten Kind irgendwie hinter mich gebracht hätte. Dieses Kind, das ich so lieb hatte.

So wie meine Patientin vor mir ihr lebendes Kind: »In den Flitterwochen hat es geklappt«, sprudelte es aus ihr heraus. Und dass sie unbedingt junge Mama sein wollte. Mindestens zwei Kinder sollten es werden. Weil sie und ihr Mann doch beide Einzelkinder waren. Das sei schrecklich gewesen, immer habe sie andere um ihre Geschwister beneidet.

»Das kann ich gut verstehen«, nickte ich.

»Das Ultraschallbild habe ich stets bei mir«, erzählte sie mir. » Ich schaue es mir morgens als Erstes und abends als Letztes an. Ich finde das total verrückt, dass ich in mich hineinsehen kann. Als meine Oma schwanger war, gab es so was noch nicht.«

»Das stimmt«, bestätigte ich und dachte kurz über Fluch und Segen des Ultraschalls für schwangere Frauen nach. Ohne Ultraschall wüssten viele Frauen nichts von ihrer Schwangerschaft. Die Periode verzögert sich und ist dann keine normale Monatsblutung, sondern eine Fehlgeburt. Ein solches Nicht-Wissen kann durchaus hilfreich sein. Wie aber der Ultraschall auch sehr hilfreich sein kann – in Maßen eingesetzt. Manche Patientinnen vergessen nämlich vor lauter Babyfernsehen das Spüren, also das, was Frauen die gesamte Geschichte der Menschheit über immer getan haben: in sich hineinfühlen. Mein medizinisches Fachgebiet hat ziemlich wenig mit Spüren zu tun, wenngleich ich davon überzeugt bin, dass die Intuition ein wichtiges Werkzeug für Medizinerinnen und Mediziner ist.

Ich bin Fachärztin für Humangenetik und habe am Universitätsklinikum Heidelberg und an einer großen Praxis in Frankfurt rund zehn Jahre lang die Sprechstunden für Schwangere mit Auffälligkeiten im Ultraschall, Fehlgeburten und Paare mit unerfülltem Kinderwunsch begleitet. Zu meiner Arbeit gehörte es, Embryos nach einer Fehlgeburt zu untersuchen und genetische Analysen zu veranlassen. Gerade nach einer künstlichen Befruchtung kommt es häufiger zu Fehlgeburten: Je Zyklus einer künstlichen Befruchtung liegt die Wahrscheinlichkeit, nach der Behandlung ein Kind zur Welt zu bringen, bei nur 15 bis 20 Prozent. Oft sind die Frauen überglücklich, wenn sie endlich schwanger sind, und vergessen dabei gern, wie risikoreich gerade die ersten zwölf Wochen sind. Auf diesen ersten zwölf Wochen, in denen es um alles oder nichts geht, liegt der Schwerpunkt meines Buches.

»Wissen Sie, Frau Doktor«, vertraute mir die Patientin an, »da gibt es doch diesen alten Spruch, dass man guter Hoffnung ist.«

Ich nickte. Meine gute Hoffnung war erloschen. Am 22. Tag nach der Empfängnis hatte das Herz meines Kindes zu schlagen begonnen … und irgendwann aufgehört.

»Das sage ich gern«, fuhr meine Patientin fort. »Ich bin guter Hoffnung. Das klingt doch total schön.«

»Ja«, stimmte ich zu und freute mich mit ihr. Sie strahlte mich mit ihren wunderschönen tiefblauen Augen an.

Vielleicht war es verrückt, doch etwas in mir war überzeugt davon, dass ich eines Tages auch so strahlen würde – nicht nur kurzzeitig, sondern lange, neun Monate lang – und am Ende ein Kind zur Welt bringen würde. Vielleicht gerade deshalb, weil ich mich jetzt gegen eine Ausschabung entschieden hatte, vielleicht, weil ich den Mut dazu hatte, meinem toten Kind die Zeit zu geben, die es brauchte, um mich auf seine Art zu verlassen, auf natürlichem Wege. Ich spürte, dass diese Entscheidung, so schrecklich sie war, einen kleinen Samen Zuversicht in mir keimen ließ.

Warum hört fast jede Frau, deren Kind im Mutterleib in den ersten drei Monaten verstirbt, den Satz: *Das muss operiert werden?* Warum sind die Alternativen, von denen es sogar zwei gibt, so wenig bekannt? Ja, gewiss, mit einer Ausschabung scheint der Fall erst mal erledigt. Problem behoben. Doch das ist nicht für jede Frau die ideale Lösung.

Eine Fehlgeburt ist nicht nur ein Trauma, sondern zudem ein Tabu. Ein Versagerinnen-Thema. Seine Bedeutung für die Frauen wird meistens unterschätzt. Man rät: *Versuch's halt noch mal.* Wie extrem eine Fehlgeburt an den Grundfesten einer Persönlichkeit rüttelt, an einer Beziehung, ja, dass sie unbewältigt eine gute Zukunft zerstören kann, das wissen die wenigsten. Aber es gibt einen konstruktiven Weg, mit dieser Lebenskrise umzugehen. Diesen Weg möchte ich auf den folgenden Seiten schildern, sozusagen als doppelte Expertin: als Fachärztin und als Betroffene.

Während ich diese Zeilen schreibe, schläft mein kleiner Sohn. Beim fünften Anlauf hat es geklappt. Vielleicht wirklich auch deshalb, weil ich beim vierten Versuch abgewartet habe und mich nicht drängen ließ. Weil ich mein inneres Gleichgewicht wiedergefunden hatte. Es ist mir allerdings klar, dass dieses Vorgehen nicht für jede Frau in Betracht kommt. Und es ist mir enorm wichtig, dass du, liebe Leserin, deinen eigenen Weg findest.

Es liegt mir auch am Herzen, alle Menschen respektvoll und gleichwertig anzusprechen, denn eine Fehlgeburt betrifft nicht nur die Frau, sondern zieht weite Kreise, manchmal über Generationen hinweg.

Als Ärztin spreche ich meine Patienten natürlich nicht mit Du an, aber in diesem Buch möchte ich diese Distanz bewusst abbauen. Zum einen, weil das Thema sehr emotional ist, zum anderen, weil ich über meine persönliche Geschichte mit vier Sternenkindern spreche. In meinen Sprechstunden geht es um sehr emotionale Dinge und es kam immer wieder vor, dass mich eine Patientin fragte: »Darf ich Sie mal in den Arm nehmen?«

Die Zeit des Kinderwunsches gehört zu den emotionalsten Phasen unseres Lebens. Genau hier setzt dieses Buch an, möchte dich an vielen Stellen in den Arm nehmen, dir Hilfe und Unterstützung geben. Und da erscheint mir das *Du* viel authentischer.

Jede Frau ist anders. Setz dich nicht unter Druck. Nimm dir die Zeit, die du brauchst, höre in dich hinein und entscheide dann. Bei meiner ersten Fehlgeburt hätte ich das Warten auf einen natürlichen Abgang nicht geschafft. Nach der Diagnose wollte ich einfach so schnell wie möglich zurück auf Anfang.

Wir Menschen sind oft so gestrickt, dass wir unangenehme oder belastende Dinge rasch hinter uns bringen wollen. Wir möchten vorwärtsgehen, ohne zu bedenken, dass uns eine übereilte Entscheidung später einholen kann. Aber dann ist es zu spät.

Doch sich schnell zu entscheiden, ist allzu menschlich. Eben noch schwanger, im Mutterpass ist der Geburtstermin festgehalten, und dann erfährt man nach dem Ultraschall, dass das eigene Kind nicht mehr lebt. Von jetzt auf gleich ist alles anders: eine emotionale Katastrophe. Man hört ein paar tröstende Worte, bekommt einen Überweisungsschein für die Klinik und zwei oder drei Tage später findet die Operation statt, zu der es keine Alternative zu geben scheint. Das Denken ist wie blockiert. Man tut, was einem geraten wird. Von hundert auf null, auf unter null. Niemand ist darauf vorbereitet. Die Seele sowieso nicht, aber auch der Körper nicht, der hormonell noch immer voll auf schwanger eingestellt ist. Und dann schlagartig aus. In

Internetforen schreiben Frauen, dass sie das Gefühl hatten, man habe ihnen auf dem OP-Tisch etwas weggenommen, entrissen. Nach der OP sinkt das Schwangerschaftshormon schlagartig ab, das belastet die Psyche.

Wir reden hier nicht über seltene Ausnahmen: Schätzungsweise 23 Millionen Fehlgeburten ereignen sich jedes Jahr weltweit. Etwa ein Drittel aller festgestellten Schwangerschaften endet auf diese Weise, meistens in den ersten drei Monaten.

Liebe kann nicht rausoperiert werden

In meine Kinderwunsch-Sprechstunde kamen viele betroffene Paare, die ihre schmerzhaftesten Erfahrungen mit mir teilten. Hierbei war die Frage nach der Häufigkeit von Fehlgeburten ein Hauptthema. Und schließlich wurde es das Hauptthema meines Lebens. Die betroffenen Paare sind mit ihrem Schicksal oft allein und die Gefühle von Verlust und Trauer werden nicht selten verdrängt. Für viele Frauen und ihre Partner steht das verlorene Baby aber zudem für den Abschied von gemeinsamen Träumen und Lebensplänen. *Warum ich? Warum wir? Was habe ich falsch gemacht? Was ist schiefgegangen? Und was, wenn es wieder passiert? Kann ich überhaupt ein Kind bekommen?*

Als junge Assistenzärztin fiel mir oft auf, dass Frauen, die bereits Kinder hatten, mehr unter einer Fehlgeburt zu leiden schienen als Frauen, die zum ersten Mal schwanger waren. Es dauerte eine Weile, bis ich begriff, warum: Diese Frauen wussten bereits, was sie verloren hatten. Sie hatten in sich diese unendliche Liebe zu dem Lebewesen wachsen gespürt und eines Tages war das Kind zur Welt gekommen. Ihre Liebe hatte ein Gesicht, eine Gestalt. Deshalb war der Verlust für sie oft schmerzhafter, weil sie die Liebe zu ihren lebenden Kindern auf das tote Kind übertragen hatten.

Liebe ist bei einer Ausschabung kein Thema. Es geht darum, das *Schwangerschaftsprodukt* zu entfernen, raus damit und *Alles Gute für Ihren nächsten Versuch. Seien Sie guter Dinge, es klappt bestimmt.* Und nach der zweiten Fehlgeburt hört man: *Aller guten Dinge sind drei …*

Aber wir reden hier nicht über Dinge.

Viele Frauen stürzen in eine schwere emotionale Krise, vor allem, wenn sie diesen großen Schmerz für sich behalten. Weil sie sich schämen. Ist eine Fehlgeburt nicht ein Beweis für die eigene Untauglichkeit? Für ein Komplettversagen als Frau? Manchmal kommt es zu einem zerstörerischen Hass auf den Körper, der nicht tut, was er soll, obwohl man sich das Baby doch mehr als alles andere auf der Welt wünscht. Oder man baut sich ein Geflecht aus Lügen auf: Nein, ich will jetzt sowieso kein Kind. Ich mache jetzt erst mal Karriere.

So habe ich es auch gehandhabt, denn ich habe in meinem Umfeld nur von meiner ersten Fehlgeburt erzählt. Die nächsten drei verschwieg ich, womit ich es mir sehr, sehr schwer machte. Nach dem vierten Mal, kurz vor einem Zusammenbruch, hätte ich so gern mit jemandem darüber gesprochen. Denn nun war die energievolle, starke Caroline, die ihren Patientinnen immer Mut zusprach, am Limit. Und darüber hinaus. Um mir das alles mal von der Seele zu reden, hätte ich meinen Freundinnen, die mir gewiss eine große Stütze gewesen wären, erst einmal beichten müssen, dass ich ihnen Fehlgeburt Nummer zwei und drei verschwiegen hatte. Oder ich hätte sie belügen und so tun müssen, als wäre Nummer vier in Wirklichkeit Nummer zwei, aber dieses vierte Mal war ja so besonders schlimm, weil davor die zweite und dritte Fehlgeburt geschehen waren. Wohin mit meinen Sorgen, mit meiner Einsamkeit? Mit meinen Vorwürfen an mich selbst, warum ich diese Erlebnisse verschwiegen hatte?

Auch offizielle Stellen gibt es kaum, die sind Frauen mit Fehlgeburt nach der 12. Woche vorbehalten. Trauern *darf* man, aber erst ab der 13. Woche – und selbst das ist eine Errungenschaft der letzten Jahre. Denn lange galten sogar Fehlgeburten im vierten oder fünften Monat als Gewebeabfall, der mit dem Klinikmüll entsorgt wurde.

In vielen westlichen Ländern war es bis in die 1970er-Jahre üblich, dass selbst voll ausgetragene tot geborene Babys im Klinikmüll landeten. Eine mir persönlich bekannte ältere Dame hat mir erzählt, dass sie nach der Geburt gesehen hat, wie ihre toten Zwillinge in einen Blecheimer geworfen wurden. Das Geräusch hat sie jahrzehntelang verfolgt. Anderen Frauen zeigte man die tot geborenen Kinder nicht und verhinderte so, dass sie ein konkretes

Bild, etwas Greifbares von ihrem Baby hatten, es anfassen durften. Wie wichtig das ist, wissen wir heute. Ohne Verarbeitung kein Neubeginn.

Doch es dauerte sehr lang, bis dieses Wissen gesetzlich verankert wurde, zum Beispiel mit dem Personenstandsgesetz, das sich im Mai 2013 änderte. Es ist nun auch bei frühen Fehlgeburten, also einem Kindsverlust vor der 12. Woche erlaubt, eine Bestattung zu veranlassen. Es ist sogar zur Pflicht geworden, die Betroffenen darüber zu informieren. Je nach Bundesland gibt es dazu eigene Vorgaben. Häufig werden die Kinder, die nie das Licht der Welt erblickten, in einer schönen Zeremonie gemeinsam bestattet.

Beinahe schockiert erkannte ich, wie viel Druck dieses Tabu rund um Fehlgeburten aufbaut. Frauen kriegen Kinder und Punkt. Die Gebärmutter behütet die Babys, die in ihr wachsen – ein Ort der Liebe und Geborgenheit, nicht des Todes. Ist das nicht der Fall, ist was falsch. *Ich bin falsch. Bei mir ist was falsch.* Diese Gedanken überfielen mich, obwohl ich als Ärztin genau wusste, dass das Unsinn ist.

Für die meisten Fachpersonen mag es bloßes Schwangerschaftsgewebe sein, ein Abfallprodukt, das nach der Ausschabung im Klinikmüll landet. Vielleicht brauchen sie diese Sichtweise, um sich zu distanzieren. Für die Mutter, für den Vater ist jedoch ein einzigartiges Wesen gestorben, gerade als es zu leben begann. Und so bleibt in unserer wundervollen, großartigen, aber eben auch effizienzbasierten Medizin die Seele zuweilen auf der Strecke.

Woran liegt das, und wie können wir das verändern? Dazu werde ich auf den folgenden Seiten viele der brennenden Fragen beantworten, die ich von meinen Patientinnen hörte. Manche wurden voller Scham gestellt, wenngleich sie absolut berechtigt sind. Doch das Tabu, die eigenen Ängste und auch unsere Schuldgefühle hindern uns oft daran, frei zu fragen und authentische Antworten für uns zu finden.

Mit diesem Buch möchte ich den Mythos der perfekten Schwangerschaft vom Sockel holen. Es gibt keine perfekte Schwangerschaft! Hat es noch nie gegeben, früher nicht und heute nicht. Einblicke in die Geschichte anderer mit ähnlichem Schicksal zu bekommen, hilft enorm dabei, sich weniger allein zu fühlen und Mut zu schöpfen, es noch einmal zu versuchen. Oder es sein zu lassen. Denn ein Traum, der nicht wahr wird, kann zu einem Lebensthema werden, das bald alles andere überlagert. Studien belegen, dass Frauen mit unerfülltem Kinderwunsch ein enorm erhöhtes Risiko haben, an einer Depression zu erkranken.

Doch es gibt Auswege. In meiner Kinderwunsch-Sprechstunde erzählten mir unzählige Frauen und Paare, wie sie es geschafft haben, diesen schweren Schicksalsschlag zu verarbeiten und zuversichtlich in ihre Zukunft zu blicken. Selbstverständlich werde ich auch die medizinischen Gründe für Fehlgeburten erläutern, die in Arztpraxen oft stiefmütterlich behandelt werden. *War ja noch gar kein richtiges Kind, es war ja noch so früh.* Oft hört man von seinem näheren Umfeld auch den vermeintlichen Trost, dass eine Fehlgeburt nichts Schlimmes wäre, da man es einfach wieder versuchen könne. Stimmt. Aber das gilt zum Beispiel auch für Scheidungen. Doch: Hast du schon mal gehört, dass jemand nach einer Scheidung sagt: »Tut mir leid, dass Ihr Partner Sie verlassen hat, aber das kommt ja häufig vor und Sie können jederzeit wieder heiraten.«

Im weitesten Sinne ist ein Nicht-Schwanger-Werden auch eine fehlende Geburt: Woran kann es liegen, dass ich nicht schwanger werde? Und wenn ich eine Fehlgeburt erlitten habe: Wie hoch ist das Risiko, dass es noch einmal passiert? Was kann ich dafür tun, damit es beim nächsten Mal klappt? Und an wen wende ich mich? Auch auf solche Fragen habe ich in diesem Buch eine Antwort. Und: Wie beeinflusst das alles die Partnerschaft, das ganze Leben? Haben Frauen über 30 wirklich schlechtere Chancen? Was ist davon zu halten, Eier einzufrieren? Und stimmt es, dass die Qualität der Spermien immer schlechter wird?

Ich habe mich aufgrund meiner beruflichen Erfahrungen und meiner eigenen Geschichte dazu entschlossen, mich vollständig dem Thema Fehlgeburt zu widmen – nicht nur als Verlust, sondern auch als Chance. Denn ich selbst habe in meiner eigenen Lebensgeschichte erfahren, wie intensiv der Prozess der Verarbeitung einer Fehlgeburt sein kann. Heute würde ich sagen, dass ich mich dadurch auf eine ganz neue Art kennengelernt habe. Ich bin durch tiefste Täler gegangen, aber ich habe auch Höhen erklommen und Ressourcen in mir entdeckt, von deren Existenz ich davor nichts wusste. Heute sehe ich vieles in meinem Leben klarer. Eine weitere Chance, die über den persönlichen Horizont hinausgeht, liegt darin, dass wir durch Hinschauen statt Wegschauen die Art und Weise verändern können, wie wir als Gesellschaft über Fehlgeburten und die Menschen, die sie – manchmal leider mehrmals – erleben mussten, denken und sprechen.

Ich möchte Licht ins Dunkel bringen und merke immer wieder, wie wichtig das für die Menschen ist, die zu mir kommen, die ich in meinem Online-Kurs oder im Coaching begleite. Manchmal sind sie akut betroffen, manchmal merken sie erst viele Jahre später, dass da noch etwas offen ist, das Auswirkungen auf ihr Leben hat. Ein hoher Anteil an Frauen entwickelt nach einer Fehlgeburt eine posttraumatische Belastungsstörung. Es ist wie bei einem Ball, der unter Wasser gedrückt wurde: Schweigen, Weitermachen, so tun, als wäre nichts passiert: ein *Nicht-Ereignis*. Und irgendwann, an einer anderen Stelle, ploppt der Ball nach oben – oft ohne ersichtlichen Zusammenhang zu dem tiefen Trauma, das wir erleben, wenn wir unser Kind in der Schwangerschaft verlieren.

Hope & Heal

Als ich schließlich nach vier Verlusten meinen Sohn in den Armen hielt, lag eine sehr angstbesetzte Schwangerschaft hinter mir, in der ich bewusst versuchte, dieses neue Leben nicht in Bezug zu setzen zu den Fehlgeburten davor. Denn: Die psychologische Entwicklung eines Kindes beginnt nicht erst mit seiner Geburt, sondern schon in der Schwangerschaft. Das Kind, das in mir heranwuchs, sollte nicht mit Ängsten und Sorgen überschüttet werden, sondern mit Zuversicht und dem Glauben an seine Stärke und Gesundheit. Dieser unbedingte Wille ließ mich stark werden, so stark, dass ich dieses kleine Wesen in meinem Bauch vollständig akzeptieren konnte. Mit allen Konsequenzen. Das hieß für mich: Wenn diese fünfte Hoffnung wieder so traurig endet, wird es das letzte Mal gewesen sein. Ich werde akzeptieren, was kommt.

Die fünfte Schwangerschaft war anders als die vorherhergehenden. Ich war in Harmonie mit mir selbst und mit meinem Körper. Ich vertraute. Ich tat alles, von dem ich wusste, dass es entspannt, wie zum Beispiel Vogelgezwitscher draußen in der Natur oder auf youtube zu hören, dazu gibt es sogar Studien. Was die Wissenschaft betrifft, sitze ich ja an der Quelle. Ich wünschte mir dieses Kind so sehr, ich wollte es unbedingt, doch wenn es sich verabschieden sollte, dann würde ich auch dazu *Ja* sagen und wäre dennoch dankbar, dieses kleine Wesen eine Weile in mir getragen zu haben: *Ich nehme, was kommt. Und ich halte aus, was kommt. Egal, wie lang ich dich begleiten darf, ob wir es über die zwanzigste Schwangerschaftswoche hinaus schaffen. Egal was passiert, ich bin an deiner Seite. Für immer. Und auch wenn du ein Sternenkind wirst. Du wirst immer leuchten in meinem Leben, in meinem Herzen.*

So befreite ich mich von dem enormen Druck, den ich viele Jahre lang gar nicht bewusst gespürt hatte. Und der ja auch kein Thema war, denn über so was spricht man nicht.

Das soll und muss sich ändern, und dieses Buch möchte eine Art Weckruf sein. Von Herzen wünsche ich mir, dass wir dieses schmerzliche Thema aus der Dunkelheit ans Licht bringen. Dass es sich lohnt und heilsam ist, das weiß ich aus eigener Erfahrung und Tausenden Begegnungen mit Betroffenen. Tabus machen Angst. Doch wer die Angst durchquert, findet am Ende den berühmten Lichtstreif am Horizont. Davon will ich auf den nächsten Seiten erzählen.

Du findest in diesem Buch alles, was mich Frauen nach einer Fehlgeburt gefragt haben. Sehr oft habe ich von Patientinnen gehört, dass sie das Medizinerlatein nicht verstehen. Oft blieben viele Fragen offen. Aber ich teile mit dir nicht nur mein fachliches Know-how, sondern auch meine eigenen Erfahrungen mit vier Sternenkindern. Ich habe nach meinen Fehlgeburten viel ausprobiert, um mit dem Verlust klarzukommen, und ich gebe dir all das weiter, was ich für das Beste halte. Dieses Buch ist das Ergebnis und ich bin überglücklich, dass du es jetzt in deinen Händen halten kannst.

In meinem Online-Kurs *Hope & Heal* möchte ich dich persönlich begleiten, da es geht mehr um deine aktuelle Situation. Was du *konkret* nach einer

Fehlgeburt tun kannst, auch wenn sie schon eine Weile zurückliegt. Denn manchmal merken Frauen erst nach Wochen oder Monaten, dass sie mit dem Thema noch nicht fertig sind. Oder sie sind wieder schwanger und spüren Ängste.

Deshalb bekommst du im Online-Kurs viele erprobte Ansätze, die dich durch diese schmerzhafte Lebensphase begleiten: Coachings, Meditationen, Visualisierungsübungen, hilfreiche Geschichten meiner Patientinnen und viele praktische Tipps für deinen Alltag.

Noch ein Wort zu den internationalen Studien, auf die ich mich im Text gelegentlich beziehe: Für eine einfachere Lesbarkeit habe ich mich dagegen entschieden, mit Fußnoten zu arbeiten. Bei Interesse kannst du dich gern bei mir melden. Im Laufe der Zeit werde ich interessante Studien auch auf meine Webseite oder Insta stellen.

Was das Gendern betrifft, wusste ich lange nicht, für welche Schreibweise ich mich entscheiden sollte. Bis mir neulich auffiel, dass die Sternchen-Alternative gut zu den Sternenkindern passt. Und so habe ich im Text häufig diese Schreibweise gewählt. Manchmal bleibt ein Arzt aber auch einfach ein Arzt und eine Ärztin eine Ärztin.

Noch ein Hinweis: Der Begriff Fehlgeburt klingt so, als hätte die Frau oder das Kind einen Fehler. Für mich bedeutet es jedoch einzig und allein, dass ein lebendiges Kind fehlt. Das hat nichts mit Fehler oder fehlerhaft zu tun.

Und nun: Willkommen in meinem Buch!

2. DIE GROSSE MACHT DER TABUS

Niemals werde ich den Moment vergessen, als ich den Herzschlag meines Kindes bei einer Ultraschalluntersuchung hörte. Es war das Magischste, das ich jemals erlebt hatte, eine Welle unbeschreiblicher Gefühle durchströmte mich. Als dieses zarte Pochen bei der nächsten Untersuchung nicht mehr zu hören war, brach eine Welt für mich zusammen und in die Trümmer hinein wurden Worte abgeschossen: Ausschabung, Absaugung, kurz: Kürettage. Ich hatte kein Baby unter dem Herzen, sondern einen embryonalen Rest in der Gebärmutter. Über diesen wurde in medizinischer Terminologie, die mir zwar vertraut war, aber noch nie in meinem Leben feindseliger erschien, verhandelt.

Mit dieser leidvollen Erfahrung hatte ich die Seiten gewechselt. Ich war von der Fachärztin zur Patientin geworden und im Folgenden sehr oft entsetzt über die herkömmliche Behandlung einer Frau nach Fehlgeburt, die ich bis dato selbst nicht infrage gestellt hatte. Obwohl es mir doch immer so wichtig gewesen war, eine einfühlsame Ärztin zu sein.

Meine Welt stand Kopf. Nichts passte mehr zusammen. Ich trauerte um mein Kind, das medizinisch zurückgestutzt wurde auf den Begriff *Schwangerschaftsprodukt*. Und dieses Produkt sollte nun aus mir entfernt werden. Das macht man so. Reine Routine. In Medizinlehrbüchern wird der chirurgische Eingriff der Kürettage auch als *Evakuierung der zurückgebliebenen Schwangerschaftsprodukte* bezeichnet. Raus damit und dann einfach nicht mehr dran denken? Dass es Alternativen gegeben hätte, wusste ich nicht. Niemand erzählte mir davon. Stattdessen wurde mir geraten: »Jetzt machen Sie sich mal keinen Kopf.«

Oh doch, den machte ich mir. In diesem Fall war ich nicht Ärztin, sondern werdende Mutter … gewesen. Ich wollte nicht mit der Erinnerung an einen Zellabfall leben, sondern mit der Erinnerung an ein geliebtes Kind, das, wenn auch nur kurze Zeit, Teil von mir war.

Wenn Worte wehtun

Was ist eine einfühlsame sprachliche Benennung des kleinen Wesens, das nie das Licht der Welt erblicken durfte? Zu den Begriffen, die viele am schlimmsten verletzen, gehört das Wort Abort, ein Synonym für Fehlgeburt. Gleichzeitig aber eine, wenn auch aus der Mode gekommene Bezeichnung für Klosett, Latrine, Toilette. Diese lag früher zur Verrichtung der wenig appetitlichen Notdurft abseits des Wohnbereichs.

Zwischen der Mutter und ihrem Kind hat sich oft schon früh eine liebevolle Beziehung entwickelt, in die solche Worte wie Messer dringen, aber wie könnte ich es als Ärztin stattdessen benennen? Ich gestehe, dass ich in meinen vielen Sprechstunden dieses goldene Wort nicht gefunden habe. Ich habe gern das übernommen, was die Patientinnen sagten, meistens war es mein Kind oder mein Kleines. Manchmal gab es auch Kosenamen wie das kleine Mäuschen. Wenn ein Arzt dann von Gewebeabfall spricht, der entsorgt werden muss, ist das eine durchaus verletzende Bemerkung.

Es ist mir bewusst, dass dies ein schwieriges Thema ist. Denn wir Mediziner*innen wollen ja helfen, und zwar konkret, nicht nur mit Händchenhalten. Aber manchmal ist das im übertragenen Sinne begleitende Händchenhalten eine große Hilfe – und mit einer sensiblen Wortwahl können wir viel erreichen. Als Fachleute sollten wir hier besonders aufmerksam kommunizieren, da viele Frauen sonst das Gefühl haben, dass über sie geurteilt wird und ihre *Unfähigkeit, ein Kind auszutragen,* damit festgeschrieben wäre.

Psychologische Studien zeigen jedoch, dass eine angemessene und respektvolle Begriffswahl für ein schwieriges Thema nur dann Wirkung zeigt, wenn die gesamte Kommunikation darauf abgestimmt ist und nicht nur einzelne Worte ausgetauscht werden. Das bedeutet, dass wir uns als medizinisches Fachpersonal jederzeit darüber bewusst sein sollten, dass es eben nicht um die Entfernung von Gewebeabfall geht, sondern um ein verlorenes Kind, auch wenn es noch winzig klein war. Sein Herz hat seit dem 22. Tag nach der Befruchtung geschlagen, Nieren und Magen sind angelegt, die Sinnesorgane entwickeln sich. Genau so habe ich mir das Kind in meinem Bauch vorgestellt: als Wesen im Werden. Tief in mein Gedächtnis eingegraben hat sich eine Ultraschalluntersuchung, bei der ich plötzlich aus dieser sanften Welt herausgerissen wurde: »Die Fruchtblase ist leer«, teilte man mir sachlich mit.

Dieses Phänomen wird in der Medizin als Windei oder blighted ovum bezeichnet. Übersetzt heißt das verdorbene Eizelle oder faules Ei. Manchmal kettet sich ein einziges vernichtendes Wort an dein Leben und geht nie wieder weg. Wir können Fehlgeburten leider nicht heilen, aber wir können zumindest versuchen, das Gespräch und den Umgang mit diesem schmerzhaften Ereignis zu verbessern.

Ein Begriff, der mir gut gefällt, hat sich in letzter Zeit durchgesetzt: Sternenkind. Ein schönes Wort, das mich an den Glanz des Himmels und die Sternenbilder am Firmament erinnert. Es symbolisiert das Kind, das den Himmel erreicht hat, obwohl es nicht auf der Erde geboren werden konnte. Und doch gehört es zu seinen Eltern und leuchtet dort weiter.

Das darf keiner wissen

»Lass es uns lieber nicht erzählen«, sagte mein Mann Oliver, bevor seine Eltern uns besuchten. Es war meine dritte Schwangerschaft, meine erste mit Oliver, und seit der gestrigen Ultraschalluntersuchung sah es so aus, als würde abermals eine tiefe Schwärze auf mich warten. In meiner neunten Schwangerschaftswoche hatte mein Gynäkologe eine Auffälligkeit entdeckt. »Ich möchte Sie ja nicht beunruhigen, aber das sollten wir abklären.«

Diese Abklärung würde in der nächsten Woche erfolgen. Gut, dass meine Schwiegereltern nichts von meiner guten Hoffnung wussten, da waren Oliver und ich uns einig. Wir wollten sie vor dieser schlimmen Nachricht schützen, denn natürlich wünschten sie sich Enkelkinder. Ich wollte nicht schuld sein, wenn sie keine bekamen. Und ich hatte Angst, dass sie in ihren gut gemeinten Bemühungen, mich aufzumuntern, all diese schlimmen Sätze sagen würden: Das wird schon wieder. Macht euch nicht zu viele Sorgen. Kinder kriegen die Leute seit Urzeiten ... Ja, das war alles richtig, aber bei mir hatte es schon mehrfach nicht geklappt ... Warum hatte ihr Sohn nur eine solche fehlerhafte Frau geheiratet?

Nun, wenigstens den Tisch konnte sie schön decken und der Kuchen schmeckte auch. Ich bemühte mich, äußerlich heiter und unbeschwert zu sein, während ich ständig in meinen Bauch hineinfühlte. In der Frauenarztpraxis hatten sie mir gar nicht erst einen Mutterpass ausgestellt. Lieber erst mal abwarten. War ich überhaupt in der Lage, ein gesundes Kind zur Welt zu bringen?

»Möchte noch jemand Nachtisch?«

Wenn ich Geschirr in die Küche trug, ließ ich mir Zeit, versuchte durchzuatmen. Durch meine innere Anspannung und das Unvermögen, darüber zu sprechen, hatte ich das Gefühl, ich sei eine Schauspielerin in meinem eigenen Theaterstück. Die nächste Woche würde Klarheit bringen. Eine Klarheit, die, wenn ich ganz aufrichtig mit mir selbst war, bereits vollzogen war. Was ich jedoch nicht wusste: Diesmal war ich mit Zwillingen schwanger … gewesen.

Heute weiß ich, dass Fehlgeburten häufig lediglich innerhalb der Beziehung besprochen werden. Sie werden nicht nach außen getragen, schon gar nicht, wenn die schreckliche Nachricht noch so frisch ist. Man versucht irgendwie, allein damit klarzukommen. Erst als ich selbst mehrfach betroffen war, wurde mir die körperliche und vor allem die tiefgreifende seelische Tragweite auf mein eigenes Leben bewusst. Im Medizinstudium lernt man kaum etwas darüber. Gewiss, Fehlgeburten passieren, aber Details erfuhr ich nicht. Auch in meinem Umfeld hatte ich noch nie von einer Fehlgeburt gehört. Das liegt nicht daran, dass es sie nicht gibt, sondern daran, dass nicht darüber gesprochen wird.

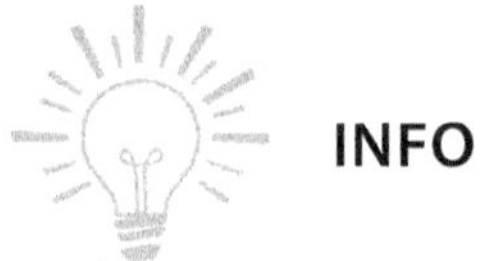

INFO

WELTWEIT 44 FEHLGEBURTEN PRO MINUTE

Laut einer Studie des medizinischen Fachmagazins The Lancet endet weltweit mindestens jede sechste Schwangerschaft mit einer Fehlgeburt. Das sind schätzungsweise täglich 44 Fehlgeburten pro Minute.

Für Deutschland ist gemäß Robert-Koch-Institut von 5,3 Prozent Fehlgeburten die Rede. Anders ausgedrückt: Auf 1.000 Geburten in Deutschland kommen etwa 50 Fehlgeburten. Bei derzeit etwa 2.000 Geburten am Tag in Deutschland wären das rund 100 Fehlgeburten. So weit die registrierten Zahlen. Diese beziehen sich aber nur auf die Frauen, die aufgrund ihrer Fehlgeburt im Krankenhaus behandelt wurden. Zählt man aber ab der fünften Schwangerschaftswoche, wenn sich die befruchtete Eizelle tatsächlich in der Gebärmutterschleimhaut eingenistet hat und im Ultraschall eine Fruchthöhle zu sehen ist, schätzen die Ärzte das Fehlgeburtsrisiko auf etwa 20 Prozent. Bei 2.000 Geburten pro Tag erleiden also mehr als 1.300 Frauen eine frühe Fehlgeburt. Diese Zahlen zeigen, wie relevant das Thema ist.

Schweigen ist keine gute Lösung, auch wenn es für den Moment erleichternd wirken mag. Aus der Psychologie wissen wir, dass das Schweigen über eine Fehlgeburt dazu führt, dass das verstorbene Baby unsichtbar bleibt. Es ist, als hätte es nicht existiert. Damit ist ein heilsamer Trauerprozess praktisch unmöglich.

Auch ich habe meine Fehlgeburten und meinen unerfüllten Kinderwunsch versteckt und für andere nachvollziehbare Erklärungen wie beispielsweise berufliche Gründe dafür gefunden, warum ich meine Familienplanung aufschiebe. So verstrickte ich mich immer tiefer in einem Netz aus Lügen und Ausreden. Mit der Zeit bekam ich das Gefühl, isoliert zu sein, weil mein Umfeld mich nicht mehr verstand und keine Ahnung hatte, was wirklich los war. Vielleicht hatte ich bei manchen den Ruf, karrierebesessen zu sein. In Wirklichkeit war ich eher besessen von meinem Kinderwunsch. Vor meiner vierten Fehlgeburt, als ich acht Wochen lang täglich mit dem toten Baby im Bauch zur Arbeit ging, hätte ich dringend Unterstützung gebraucht, aber mein Schweigen machte es meinem Umfeld unmöglich, mir zu helfen. Auch wenn ich es damals nicht wahrhaben wollte, kann ich mir vorstellen, dass mein Verhalten auch für meine Angehörigen verletzend war, weil ich ihnen die Möglichkeit nahm, mir beizustehen.

TIPP

TRAU DICH!

Ja, es geht um ein sehr persönliches Lebensthema. Vielleicht schämst du dich, oder es ist dir zumindest unangenehm. Aber wenn du darüber sprichst, haben deine Familie und deine Freunde zumindest die Chance, dich ein Stück weit durch diese Zeit und vor allem auch durch die Zeit danach zu begleiten. Denn nichts beeinflusst eine weitere Schwangerschaft so sehr, wie der vorhergehende Verlust eines Kindes.

Psychologische Studien zeigen eindrücklich, dass das Schweigen nach einer Fehlgeburt die Frauen extrem belastet und sie unter enormen emotionalen Druck setzt. Viele Frauen fühlen sich im Stich gelassen, weil es für ihr Umfeld unangenehm ist, über Fehlgeburten zu sprechen. Das liegt auch an dem Mangel an Informationen zu diesem *peinlichen* beziehungsweise schwierigen Thema. Deshalb wiederum rechnen die meisten Frauen gar nicht damit, eine Fehlgeburt erleiden zu können. Wenn es dazu kommt, fallen sie aus allen Wolken. *Ich doch nicht!* Sie sind enttäuscht von den Reaktionen anderer, die ja wiederum ebenfalls keine Ahnung haben. Eine Ausnahme sind die Partner und andere betroffene Frauen, die einen Austausch über das Thema ermöglichen und damit eine Art *inner circle* bilden. Doch warum schweigen alle anderen? Hier wirken offensichtlich die Macht der Konvention und das Tabu.

Die 12-Wochen-Regel

Die 12-Wochen-Regel ist eine Art ungeschriebenes Gesetz, das von vielen schwangeren Frauen befolgt wird: Demnach redet man vor Ablauf der 12. Woche lieber nicht über eine bestehende Schwangerschaft, da in dieser Zeit das Risiko für eine Fehlgeburt deutlich erhöht ist.

Was von vielen Frauen seit Generationen stillschweigend akzeptiert wird, ist für die Betroffenen, deren Kind in dieser Zeit im Mutterleib stirbt, oft sehr belastend. Denn letztlich führt diese veraltete Regel dazu, dass die eigene Trauer nicht gezeigt und gelebt werden kann. Wir reden bis zur zwölften Woche nicht oder nur im kleinen Kreis über unsere Schwangerschaft – und wir sprechen schon gar nicht darüber, wenn die Schwangerschaft nicht mehr besteht. Das liegt auch daran, dass sich viele Menschen in Gesellschaft Trauernder unwohl fühlen – egal, um welche Art von Trauer es sich handelt. Und so passieren innerhalb des ersten Schwangerschaftsdrittels die meisten Fehlgeburten still und heimlich. Das bringt großes Leid über die Betroffenen. Ein verstecktes Leid, das sich manchmal erst nach Monaten oder gar Jahren einen Weg in die Welt bahnt, dann aber nicht selten mit gravierenden Folgen, weil sich so vieles so lange aufgestaut hat.

ERST DER ULTRASCHALL MACHT FRÜHE SCHWANGERSCHAFTEN SICHTBAR

Das Schweigen über eine Schwangerschaft innerhalb der ersten zwölf Wochen ist keinesfalls althergebrachte Tradition, sondern aus medizinischen Gründen entstanden und ein relativ neues Phänomen, wie die Soziologin Meredith Nash festgestellt hat. Nach ihrem Erklärungsmodell hat sich das Abwarten in den letzten Jahrzehnten etabliert, da die meisten Frauen etwa in der 12. Woche – wenn nicht schon vorher – eine Ultraschalluntersuchung durchführen lassen. Bei diesem Termin ist der Herzschlag des Babys gut zu erkennen – oder eben nicht, was meist gleichbedeutend ist mit einem Verlust des Kindes. Hinzu kommt die moderne genetische Diagnostik mit dem nicht invasiven Pränataltest (NIPT), bei dem schon ganz früh in einer Schwangerschaft häufige genetische Anomalien entdeckt werden können. Diese Möglichkeit verstärkt das abwartende Vorgehen zusätzlich.

Die Regel, bis zur 12. Woche Stillschweigen über eine Schwangerschaft zu bewahren, beruht manchmal vielleicht auch ein wenig auf Aberglauben: Verkünde deine Schwangerschaft nicht zu früh, sonst trägst du die Schuld, falls du eine Fehlgeburt hast. Ich habe unter Kollegen einmal ein Gespräch miterlebt, in dem eine junge Assistenzärztin ihre Schwangerschaft in der siebten Schwangerschaftswoche preisgab. Die Reaktionen waren bezeichnend: Betretene Stille und danach die unsichere Frage: Erzählt man denn vor der zwölften Woche davon?

Ich hatte damals das Gefühl, dass sie dachten, die Kollegin würde ihr Glück herausfordern, indem sie darüber sprach. Schade, denn: Frauen brauchen doch aber gerade am Anfang der Schwangerschaft Unterstützung und keine Vorwürfe oder ein schlechtes Gewissen!

Mir kommt es manchmal so vor, als gäbe es bei Schwangerschaften eine Zwei-Klassen-Gesellschaft: die vor der 12. Woche und die danach. Mit tröstenden Worten wie *So was kann schon mal in den ersten drei Monaten passieren* wird signalisiert, dass Trauer erst ab der 13. Woche gerechtfertigt ist. Diese Sichtweise entspricht jedoch nicht der emotionalen Wirklichkeit der betroffenen Frauen und Paare.

Die Folgen des Schweigens sind fatal: Die Eltern trauern um ein Kind, von dem niemand etwas wusste. Und das zu einer Zeit, in der sich im Körper der Frau bereits viel verändert hat und sie gerade jetzt Hilfe bräuchte: Denn gerade in der Frühschwangerschaft wird der Körper der Frau stark von den Schwangerschaftshormonen beeinflusst: Übelkeit, Erbrechen, starke Müdigkeit, vermehrter Harndrang, Kreislaufprobleme, Hitzewallungen, Kurzatmigkeit, Stimmungsschwankungen sowie Druck- und Spannungsgefühle in den Brüsten. Das Kind ist tot, aber der Körper ist immer noch schwanger. Die Schwangerschaftshormone beeinflussen zudem die Psyche. Die Frau ist in den meisten Fällen emotional voll auf die Schwangerschaft eingestellt, was das Erleben des Verlustes noch intensiver macht.

Warum also schweigen wir? Warum machen wir ein solches Geheimnis aus einer Schwangerschaft und ihrem vorzeitigen Ende? Ist eine Fehlgeburt etwa weniger schlimm, wenn man sich vorher nicht offen und mit anderen über die Schwangerschaft gefreut hat?

Da die meisten Fehlgeburten in den ersten drei Monaten geschehen, konzentriere ich mich auf den folgenden Seiten auf frühe Fehlgeburten. Aber ich bin sicher, dass dieses Buch auch denjenigen, die eine späte Fehlgeburt oder eine Totgeburt erlitten haben, Hilfe und Orientierung geben kann.

Manchmal dauert es eine Weile, ehe man bereit ist, sich intensiver mit dem Thema auseinanderzusetzen. Doch dieses Hinschauen ist immer heilsam. So erlebe ich es auch in meinem Online-Kurs *Hope & Heal:* Hoffen und Heilen. Denn ich weiß aus eigener Erfahrung, dass es in diesem schrecklichen Ereignis Hoffnung gibt und darin ein tiefer Sinn und Wert verborgen liegt.

INFO

IN WELCHER WOCHE BIN ICH EIGENTLICH?

Bei der Berechnung der Schwangerschaft gibt es zwei unterschiedliche Zählweisen, was häufig zu Verwirrung führt: Entweder man beginnt die Zählung nach dem Tag der Empfängnis, der sogenannten Konzeption (p. c. oder post conceptionem) oder nach dem ersten Tag der letzten Monatsblutung (p. m. oder post menstruationem, auch Naegele-Regel genannt). Da der genaue Zeitpunkt der Befruchtung oft nicht genau bekannt ist, wird meist ab dem ersten Tag der letzten Monatsblutung gerechnet. Nach dieser Zählweise (p. m.) umfasst eine Schwangerschaft 40 Wochen. Diese Rechenmethode hat sich in der Schwangerenvorsorge etabliert und auch ich orientiere mich daran.

Beispiel: Ein Embryo in der 5. Woche (p. c.) ist 5 Wochen alt, was der gebräuchlicheren Bezeichnung der 7. Woche (p. m.) entspricht. Ist ein Schwangerschaftstest beim ersten Ausbleiben der Monatsblutung positiv, befindet sich die werdende Mutter rein rechnerisch nach der Naegele-Regel bereits in der 4. Schwangerschaftswoche, tatsächlich ist der Embryo aber erst 2 Wochen alt.

Für eine bessere Lesbarkeit habe ich mich dazu entschieden, statt Schwangerschaftswoche überwiegend von Woche zu sprechen.

Schuld, Scham und Schweigen

Das Schweigen um eine Fehlgeburt wird oft noch verstärkt durch das Gefühl, schuld am Verlust des Kindes zu sein. Viele Frauen halten es teilweise immer noch für wahrscheinlich, dass sie selbst dafür verantwortlich sind. Durch das Schweigen werden oft die eigenen Gefühle unterdrückt, was häufig sehr schweren psychischen Problemen führt: Ein großer Teil der Frauen erlebt laut Studien in den ersten Wochen nach der Fehlgeburt ein bedeutsames Ausmaß an Angstzuständen (28–41 %), posttraumatische Belastungsstörungen (39 %) und Depression (27 %). Oft schwingt das Gefühl mit, versagt zu haben.

Dieses Gefühl von Schuld und Versagen begleitete auch mich über Jahre. Zudem war ich wütend, dass ich nicht in der Lage war, wie jede *normale* Frau ein Kind auf die Welt zu bringen. Es folgten in abwechselnder Reihenfolge Verzweiflung, Kummer, Wut, Selbstzerfleischung, Scham, Hoffnung und alles wieder von vorne.

Wer trauert, befindet sich in einer Krise, oft der existenziellsten, die wir uns vorstellen können. Aber es gibt einen Ausweg, wenn wir unsere Trauer nicht als Endstation, sondern als Neuanfang begreifen: Indem wir uns mutig und entschlossen unseren Ängsten stellen, beginnt ein schöpferischer Prozess. So erkennen wir: Das ist gar keine Mauer, keine Stahlwand, kein erdrückender Berg. Es gibt eine Tür, es gibt durchlässige Stellen. Neue Wege tun sich auf. Unsere Perspektive ändert sich, wir schaffen Raum für uns selbst, statt von der Angst buchstäblich erdrückt zu werden. Und manchmal wachsen wir sogar ein Stück über uns selbst hinaus und werden stärker als je zuvor. Dass dies möglich ist, habe ich bei mir selbst und in Hunderten von Coachings erlebt.

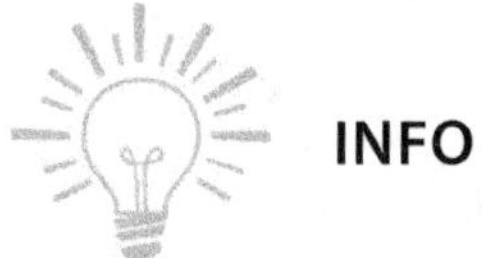

INFO

Die Verarbeitung traumatischer Erlebnisse wird häufig anhand eines Modells beschrieben, wie z. B. im Krisenmodell von Johann Cullberg oder Verena Kast.

1. Phase des Nicht-wahrhaben-Wollens
   - Schock
   - Versteinerung, Gefühl der Leere
   - Ist das alles überhaupt real oder träume ich?
   - Das kann doch gar nicht wahr sein!

2. Phase der aufbrechenden, chaotischen Emotionen
   - Schmerz, Wut, Zorn, Angst, Kontrollverlust
   - Schuldgefühle
   - Warum ich?
   - Wer ist schuld?
   - Extreme Anstrengung – man will sich zusammenreißen.
   - Bohrende Selbstzweifel, auch am Selbstwert, an den eigenen Fähigkeiten.

3. Phase des Suchens, Findens, und sich Trennens
   - Allmählich wird das Geschehene akzeptiert.
   - Nach und nach wird wieder Eigenverantwortung für das Leben übernommen.
   - Positive Gefühle können wieder erlebt werden.

4. Phase des Neuen Selbst- und Weltbezuges
   - Allmähliche Öffnung für die Umwelt.
   - Schmerz wird losgelassen.
   - Neue Beziehungen werden geknüpft.

- Neue Werte entstehen.
- Ausprobieren von neuen Verhaltensweisen.
- Finden von Sinn.

Sich bewusst zu machen, in welcher Phase man sich befindet, dass Trauer verschiedenste Farben hat, hilft manchen Menschen dabei, den Blick auch wieder in die Zukunft zu richten. Aber eben nicht allen.

Deshalb Vorsicht:
Phasenmodelle vermitteln oft den Eindruck, dass eine bestimmte Trauerarbeit notwendig ist, dass Trauer einen klar definierten zeitlichen Rahmen hat und dass eine Art endgültiger Abschluss erreicht werden muss.
Betroffene, die sich in diesen Phasen nicht wiederfinden, laufen Gefahr zu denken, dass sie falsch trauern. Es gibt aber kein richtig oder falsch. Es gibt nur deine ganz persönliche individuelle Trauer.

Wichtiger als Phasenmodelle ist, dass wir akzeptieren, dass Trauer für jeden Menschen anders ist. Und jedes Mal, wenn wir in unserem Leben trauern, wird es anders sein. Trauer kann auf vielfältige Weise ausgedrückt werden, wie wir gerade auch in anderen Kulturen sehen können. In vielen Ländern verhalten sich Trauernde so, wie wir es als pietätlos bezeichnen würden. Und dort versteht man unsere Art zu trauern nicht. Dieses Nicht-Verstehen betrifft nicht allein Kulturen, sondern oft treibt ein unterschiedliches Trauerverhalten auch einen Keil zwischen dich und deinen Partner. Hinzu kommt die Gleichzeitigkeit der unterschiedlichsten Gefühle wie Wut, Hass, Traurigkeit und Liebe. Sie wechseln sich ab und gehen ineinander über. Genau das macht Trauern zu einem sehr individuellen und vor allem komplexen Prozess!

Ich habe es erst nach Jahren geschafft, mich wirklich mit meinen Gefühlen auseinanderzusetzen und mich neu zu orientieren. Warum ich das nicht früher konnte? Weil ich mich geschämt habe! Aus Angst, irgendeine Art der Zurückweisung von meinem persönlichen Umfeld zu erfahren, habe ich geschwiegen. Dabei hätte ich es als Ärztin besser wissen müssen. Doch die tiefe Scham überflutete meine medizinischen Kenntnisse.

Einem britischen Gesundheitsportal zufolge ist es neben der gesellschaftlichen Tabuisierung vor allem die Unwissenheit der Menschen, die unseren Umgang mit Fehlgeburten prägt. Niemand rechnet wirklich damit, dass eine Schwangerschaft nicht zwangsläufig zu einem Kind führt. Dieses fehlende Wissen über die Möglichkeit einer Fehlgeburt kann den Trauer- und Heilungsprozess enorm erschweren. Man fällt völlig unvorbereitet ins Bodenlose. Ein Schritt in Richtung einer offeneren und respektvolleren Gesprächskultur könnte sein, das Thema Fehlgeburt bereits in frühen Arztgesprächen oder in der Schule anzusprechen, ohne dabei Angst zu machen, vielmehr geht es darum, Tatsachen zu benennen.

Empfinden Männer und Frauen nach einer Fehlgeburt ähnlich oder unterschiedlich? Bei meiner Suche nach Antworten habe ich Frauenmagazine, psychologische Zeitschriften und Fachliteratur durchforstet. Eine Studie aus dem Jahr 2019 hat mich besonders erstaunt. Unter dem sinngemäßen Titel *Da war einfach niemand, der sich dafür interessierte, dass es auch mir passiert ist* haben mehrere Wissenschaftler Partner von Schwangeren befragt. Laut ihren Ergebnissen fühlen sich Männer in ihrer Trauer nach einer Fehlgeburt nicht nur wenig beachtet, sondern auch sehr häufig vom Krankenhauspersonal abgewertet. Die Studie zeigte zudem, dass gesellschaftliche Erwartungen von außen in einem hohen Maße dazu beitragen, dass ein Paar nicht über seine Fehlgeburt spricht.

Falschinformationen über Fehlgeburten tragen dazu bei, noch mehr Missverständnisse zu fördern, und können eine irreführende Grundlage für die öffentliche Wahrnehmung schaffen. Tatsächlich scheint ein erschreckend großer Teil der Gesellschaft immer noch zu glauben, dass ein Fehlverhalten der

Mutter oder typische Umstände, wie Stress oder die Arbeit, zu einem Verlust des Kindes führen. So kann man mutmaßen, dass das Schweigen über eine Fehlgeburt auch ein Schutz vor Schuldzuweisungen von außen sein könnte. Schuldzuweisungen, die jeder wissenschaftlichen Grundlage entbehren!

Es ist traurig, aber wahr: Unsere Sprache über den Verlust eines Kindes ist so sehr mit dem Begriff des Scheiterns verwoben, dass sie ungewollt Schuldzuweisungen vornimmt: So beinhaltet der Begriff missed abortion das Wort missglückt, gescheitert.

Wir brauchen dringend mehr Mutige wie Marc Zuckerberg! Der Facebook-Gründer zeigte keine Scheu, über die Fehlgeburten zu sprechen, die er mit seiner Frau erlitten hat – und das sogar dreimal: *Du fühlst dich so hoffnungsvoll, wenn du erfährst, dass du ein Kind bekommst. Du stellst dir vor, wie es sein wird, und träumst von der Zukunft. Du machst Pläne, und dann ist es plötzlich weg,* schreibt er – frei übersetzt – in einem Facebook Post. Er ist überzeugt, dass viele Betroffene zögern, über eine Fehlgeburt zu sprechen, weil sie Angst haben, auf Ablehnung zu stoßen oder gar mit Unglück in Verbindung gebracht zu werden. *Und so kämpft man für sich allein.* Zuckerberg weiß inzwischen, wie häufig Fehlgeburten sind, aber er und seine Frau mussten erst öffentlich darüber sprechen, bevor auch andere sich dazu bekannten: *Viele Menschen, die wir kennen, hatten ähnliche Probleme und fast alle haben danach gesunde Kinder bekommen.* Trotz des Schmerzes von drei aufeinanderfolgenden Fehlgeburten wurde Mark Zuckerberg schließlich Vater von drei Kindern.

Gerade die Sozialen Medien bieten beim Thema Fehlgeburten eine gute Plattform für Austausch, Trost und Bewältigung der seelischen, körperlichen und emotionalen Folgen einer Fehlgeburt. Dennoch ist es nachweislich leichter, wenn zumindest ein paar Menschen im nahen Umfeld von der Schwangerschaft wissen. Und sind wir mal ehrlich: Ein Leben ohne Lügen und Ausreden ist angenehmer – und authentischer! Wir alle kennen das ungute Gefühl, wenn wir uns verstellen müssen. Ehrliche Gespräche machen den Umgang miteinander vertrauensvoller. Wir fühlen uns wohl im Miteinander. Und das wünschen wir uns doch alle!

3. ZWISCHEN HOFFEN UND BANGEN

Als ich meine erste Fehlgeburt erlitt, fühlte ich mich vollkommen von der Situation überfordert. Ich hatte das Gefühl, etwas Außergewöhnliches oder sogar Merkwürdiges zu durchleben. Als ich dann herausfand, dass etwa jede dritte bis vierte Frau in ihrem Leben eine Fehlgeburt erleidet, war ich schockiert. So viele!? Zu dieser Zeit arbeitete ich in der Inneren Medizin und kannte die Fakten im Grunde genauso wenig, wie die meisten anderen Frauen. Ich konnte mich auch nicht erinnern, jemals in meinem Freundeskreis, in der Schule oder gar in Frauenmagazinen von einer Fehlgeburt gehört oder gelesen zu haben. Erst als ich Jahre später als Ärztin die Sprechstunde für unerfüllten Kinderwunsch und wiederholte Fehlgeburten betreute, wurde mir bewusst, wie groß und relevant dieses Thema wirklich ist.

Und es wird immer größer, da laut den aktuellen Zahlen des Deutschen In-vitro-Fertilisations-Registers (IVF-Register) immer mehr Frauen mit unerfülltem Kinderwunsch eine künstliche Befruchtung in Anspruch nehmen. Derzeit wird in Fachkreisen die Spindeltransfer-Methode diskutiert, ein klinisches Forschungsprogramm zur Kinderwunschbehandlung, bei dem die verwendeten Eizellen von verschiedenen Frauen stammen. So will die Wissenschaft Frauen helfen, die zum Beispiel aufgrund eines Eizellenproblems keine Kinder bekommen können.

»Will die Wissenschaft wirklich den Frauen helfen«, fragte mich neulich eine Bekannte, »oder eher sich selbst, weil sie mehr von ihrer Begeisterung für immer neue Entwicklungen angetrieben wird?«.

Natürlich konnte ich diese Frage nicht beantworten. Doch das Risiko, das in der Begeisterung am Forschen liegt, ist mir durchaus bewusst. Es ist und bleibt eine Gratwanderung.

Die meisten Schwangerschaften enden mit einer Fehlgeburt

Weil man darüber nicht redet, besteht eine große Diskrepanz zwischen der tatsächlichen und der wahrgenommenen Anzahl von Fehlgeburten. Laut einer US-Umfrage glauben die meisten Menschen, dass eine Fehlgeburt eine seltene Komplikation ist, die bei fünf Prozent oder weniger aller Schwangerschaften auftritt.

Neulich sah ich eine Sendung über Fehlgeburten bei Quarks im Fernsehen. Die Moderatorin fragte sinngemäß: »Wie viele Kinder sind in Ihrem Freundes- und Bekanntenkreis in den letzten Jahren zur Welt gekommen?« Dann forderte sie die Zuschauer*innen auf: »Multiplizieren Sie diese Zahl mit drei, dann wissen Sie, wie viele Schwangerschaften es tatsächlich gab. Nur mit dem Unterschied, dass diese Kinder nie geboren wurden.«

Diese Deutlichkeit schockierte mich zunächst und am liebsten hätte ich laut *Nein* gerufen. Doch es stimmt. Es ist wie bei einem Eisberg im Meer, von dem wir nur die Spitze erkennen können. Wir sehen süße Babys mit lachenden Gesichtern, aber die vielen Sternenkinder bleiben uns verborgen.

Tatsache ist: Die meisten Schwangerschaften enden mit einer Fehlgeburt. Fast jede dritte aller befruchteten Eizellen geht verloren, ehe sie die Gebärmutter erreicht. Ein weiteres Drittel der befruchteten Eizellen kann sich zwar in der Gebärmutter einnisten, aber dann entwickelt sich der Embryo nicht mehr weiter. In den meisten Fällen weiß die werdende Mutter zu diesem Zeitpunkt noch nicht einmal, dass sie schwanger ist beziehungsweise war. Emotionslos, aber medizinisch korrekt spricht man bei einem solchen Abschied von einem präklinischen Verlust.

Berücksichtigt man nicht nur die festgestellten, sondern auch all die unbemerkten Schwangerschaften, dann liegt die Wahrscheinlichkeit einer Fehlgeburt bei 75–80 Prozent. Interessanterweise betrifft das Frauen aller Altersgruppen, nicht nur die sogenannten Spätgebärenden. Die frühe Entwicklung des Embryos in den ersten Wochen ist die schwierigste Phase, die jeder von uns im Mutterleib durchgestanden hat. Mit diesem Hintergrundwissen wird klar, weshalb bis zu 80 Prozent aller Fehlgeburten in den ersten

12 Wochen der Schwangerschaft passieren. Nach der 12. Woche nimmt das Risiko ab. Vor der achten Schwangerschaftswoche ist das Risiko, ein Kind zu verlieren, am höchsten.

Dauer der Schwangerschaft und Fehlgeburtsrisiko

Je länger eine Schwangerschaft besteht, desto geringer wird das Risiko für eine Fehlgeburt:

Befruchtung der Eizelle

In der Medizin geht man von einer Fehlgeburtswahrscheinlichkeit von 30–80 Prozent pro befruchteter Eizelle aus.

Woche 3, positiver Schwangerschaftstest

Wenn sich eine Eizelle in der Gebärmutter eingenistet hat, bleibt die monatliche Regelblutung aus und die Frau ist dann in der 3. Woche schwanger. Der Embryo ist zu diesem Zeitpunkt wenige Tage alt. Schon unmittelbar nach der Befruchtung einer Eizelle beginnt der Körper mit der Produktion der Schwangerschaftshormone. In der 3. Woche können daher bereits typische Schwangerschaftssymptome wie Übelkeit auftreten. Wenn die werdende Mutter Ende der 3. Woche einen Schwangerschaftsfrühtest macht, kann dieser positiv sein. Wir Mediziner*innen nennen das biochemische Schwangerschaft, weil die Befruchtung zu diesem Zeitpunkt nur durch einen chemischen Test im Urin oder Blut festgestellt werden kann. Im Ultraschall ist noch nichts zu sehen.

Tatsächlich ist das der Zeitpunkt, an dem die Möglichkeit für den Verlust der Schwangerschaft am höchsten ist – also genau dann, wenn im Ultraschall noch keine Fruchthöhle des Kindes zu erkennen, aber der Schwangerschaftstest bereits positiv ist. Das Risiko einer Fehlgeburt liegt in dieser Phase bei etwa 30 Prozent.

Woche 4, Embryo ist vollständig von Fruchtwasser umgeben

Der Embryo besteht schon aus mehr als 100 Zellen und ist etwa ein bis zwei Millimeter groß. Er hat nun seinen festen Platz in der Gebärmutterschleimhaut gefunden, die Plazenta (Mutterkuchen) bildet sich und füllt sich nach und nach mit Fruchtwasser. Bis zum Ende der 4. Woche ist der Embryo vollständig von Fruchtwasser umgeben. Das Risiko für den Verlust des Kindes liegt in dieser Woche bei etwa 25 Prozent.

Woche 5, Fruchthöhle im Ultraschall zu sehen

Ab dem 22. Tag, was rechnerisch der 5. Woche entspricht, ist der Embryo etwa zwei Millimeter groß und sein Herz beginnt zu schlagen, was man aber im Ultraschall noch nicht sehen kann. Sichtbar ist jedoch die kleine Fruchtblase. Die Zahlen für die Wahrscheinlichkeit einer Fehlgeburt gehen hier stark auseinander und liegen bei 8–21,3 Prozent.

Woche 6–7, Herzschlag im Ultraschall zu sehen

Es ist ein unglaublich schöner Moment, wenn ab der 6. oder 7. Schwangerschaftswoche der Herzschlag des Kindes sichtbar wird. Ab hier spricht man von einer klinischen Schwangerschaft. Zwischen der 6. und 7. Woche ist damit auch die erste kritische Phase überstanden. Das Risiko einer Fehlgeburt liegt je nach Studien aber immer noch zwischen 10 und 15 Prozent.

Woche 8–12

Das Risiko für eine Fehlgeburt sinkt ab der 8. Woche stetig:
   8.   Woche: 6–13 %
   9.   Woche: 5–10 %
   10.   Woche: 5–9 %
   11.   Woche: 4–6 %
   12.   Woche: 4– %

Meine Studierenden an der Uniklinik in Heidelberg fielen jedes Mal fast vom Stuhl, wenn ich über diese Zahlen sprach. Zu Beginn stellte ich ihnen aber immer erst mal folgende Frage:

»Stellen Sie sich vor, bei einer Frau bleibt die Periode aus. Die Frau kauft sich daraufhin einen Schwangerschaftstest, geht damit nach Hause und führt den Test durch. Nach ein paar Minuten zeigt der Test an, dass eine Schwangerschaft vorliegt. Was glauben Sie, wie hoch die Wahrscheinlichkeit ist, dass diese Frau kein Kind bekommt, also eine Fehlgeburt erleiden wird?«

Danach geschah immer dasselbe: Erst entstand ein leichter Geräuschpegel. Manche diskutierten mit ihren Nachbarn, andere warfen einstellige Zahlen in den Raum. Stets bewegten sich die Antworten zwischen ein und fünf Prozent. Dann schauten mich die Studierenden fragend an.

Irgendwann unterbrach ich die Diskussionen und rückte das falsche Bild zurecht: »Es sind etwa dreißig Prozent.«

»Sind Sie da ganz sicher?«

Diese Frage kam immer, wenngleich sie unpassend war, schließlich war ich die Lehrende. Es zeigte mir, wie verbreitet das Nicht-Wissen war. Das liegt auch daran, dass wir mit der romantischen Vorstellung aufwachsen, dass eine Frau schwanger wird und nach neun Monaten ohne jegliche Komplikationen ihr Baby in den Armen hält. Doch niemand erzählt uns, wie hoch die Wahrscheinlichkeit ist, nach einem positiven Schwangerschaftstest eben kein Kind in den Armen zu halten, sondern hoffentlich jemanden zu haben, der einen selbst fest in den Arm nimmt.

Aber auch wenn der Verlust entsetzlich ist, so ist doch in dieser Zeit der kurzen Schwangerschaft viel geschehen. Worauf man stolz sein kann. Was der eigene Körper geleistet hat! Woran man zurückdenken kann: Mein Baby und ich. Unendlich viele Wunder sind geschehen.

Die lange Reise bis zur Geburt

Gerade die ersten Wochen einer Schwangerschaft sind voller faszinierender Ereignisse. Aus einer winzigen, befruchteten Eizelle entsteht neues Leben – ein kleines Wesen, das sich in rasantem Tempo entwickelt, Organe bildet und sogar mehrfach seinen Platz im Bauch der Mutter wechselt. Wir Mediziner*innen sprechen in den ersten zehn Wochen der Schwangerschaft, gerechnet ab Ausbleiben der Periode, von einem Embryo und danach – also sobald sich die inneren Organe ausbilden bis zur Geburt – von einem Fötus.

Bevor sich ein Kind in der frühen Schwangerschaft verabschiedet, sind faszinierende Dinge geschehen. Ich möchte einen Blick durch das Mikroskop werfen, um dieses geheimnisvolle Wunder der ersten zarten Wochen zu beleuchten. Denn ich habe selbst erlebt, dass man in der Zeit nach einer Fehlgeburt in einem enormen Mangel lebt. Und ich bin fest davon überzeugt, dass die Erinnerung an diese erstaunlichen Vorgänge, die du mit deinem Kind in diesen ersten Wochen geteilt hast, dieses Mangelbewusstsein heilen wird.

Wunder über Wunder

Betrachtet man es rein biologisch, ist eine Schwangerschaft ganz einfach: Spermium trifft auf Eizelle und *Schwupps*: die Frau ist schwanger. In diesem *Schwupps* passieren in einem rasenden Tempo erstaunlich viele Dinge.

Doch noch einmal zurück auf null, zum Ei, genauer in die Eierstöcke: Dort warten etwa eine halbe Million Eizellen auf die Chance, befruchtet zu werden. Im Gegensatz zu allen anderen Zellen unseres Körpers sind sie mit bloßem Auge sichtbar und etwa so groß wie ein Sandkorn. In einer Eizelle sind alle Nährstoffe für das spätere Kind vorhanden.

200 Millionen Kandidaten

Jeden Monat reift in den Eierstöcken eine Eizelle heran und kann von einem der etwa 200 Millionen Spermien befruchtet werden. Die Eizelle ist dabei nicht passiv, sondern hilft den Spermien auf ihre ganz eigene Weise, den Weg zu ihr zu finden: Sie schickt zwar keine Paarungsrufe, aber sie verströmt einen besonderen Duft, der an Maiglöckchen erinnert. Ob Spermien diesen Duft tatsächlich wahrnehmen, ist noch nicht erforscht. Sicher ist hingegen, dass die Eizelle den Spermien entgegenkommt. Dazu wird sie im Eileiter in Richtung der Gebärmutter geschoben. Und die Hormone der Frau lenken die Spermien in die richtige Richtung.

Ein Spermium, das die Eizelle befruchten will, muss einige Hindernisse überwinden. Das gelingt nicht unbedingt dem schnellsten Spermium. Was zählt, ist nicht nur das Aussehen, sondern auch die inneren Werte: nämlich die Vollständigkeit des genetischen Materials.

Es ist ein einzigartiges Zusammenspiel zwischen Spermien, Eizelle und den weiblichen Hormonen, das es dem Spermium ermöglicht, die Eizelle zu finden, sich durch die äußere Schicht der Eizelle immer weiter in das Innere der Zelle zu bewegen und schließlich mit der Erbsubstanz der Eizelle zu verschmelzen. Genau in diesem fantastischen Moment werden alle Eigenschaften des Kindes festgelegt: sein Geschlecht, seine Augenfarbe, seine Größe.

Anschließend bildet die Eizelle außen eine Schutzschicht, um sicherzustellen, dass kein weiteres Spermium eindringen kann. Diese Schicht wird jedoch später vielen Embryonen zum Verhängnis. Dazu gleich mehr unter dem Punkt *Frisch geschlüpft*.

Die Reise der befruchteten Eizelle

Die befruchtete Eizelle wird immer größer, der Platz im Eileiter immer kleiner. Es pressiert! Die Eizelle hat nur wenige Tage Zeit, um in die Gebärmutter zu gelangen und sich dort in der Schleimhaut einzunisten. Nur in der Gebärmutter kann sich das neue Lebewesen vollständig weiterentwickeln.

Die kleine Maulbeere

Am vierten Tag ist die Zellteilung in vollem Gange und plötzlich beginnt sich die befruchtete Eizelle in eine Struktur zu verwandeln, die einer Beeren-Frucht verblüffend ähnlichsieht. Wir nennen sie deshalb Morula, der lateinische Begriff für Maulbeere. Für Mediziner ist das fast schon ein zärtlicher Fachausdruck.

In diesem Stadium trennen sich die Zellen des Embryos in eine äußere und innere Schicht und übernehmen verschiedene Aufgaben. Aus der äußeren Schicht entwickelt sich später die Plazenta, während aus der inneren Schicht der eigentliche Embryo, das zukünftige Kind, entsteht.

Es ist kaum zu glauben, aber die Genetik verrät uns, dass zu diesem Zeitpunkt durch einen noch unbekannten Mechanismus erkannt wird, ob genetisch kranke Zellen vorhanden sind. Ist dies der Fall, ordnet die Eizelle kranke Zellen eher der äußeren Schicht, also der Plazenta zu, und nicht der inneren Schicht, dem eigentlichen Kind.

Frisch geschlüpft ...

... sagen wir manchmal, wenn ein Baby nach der Geburt das Licht der Welt erblickt. Aber was kaum jemand weiß: Das Baby, das da gerade geboren wurde, ist zu diesem Zeitpunkt bereits zum zweiten Mal geschlüpft!

Zurück zu der kleinen Maulbeere, der Morula: Sie ist noch immer auf ihrer Reise in die Gebärmutter. Tatsächlich dauert es etwa sechs Tage, bis sie dort ankommt und sich in das mütterliche Gewebe einnisten kann. Doch damit die kleine Maulbeere dort überhaupt wachsen und gedeihen kann, muss sie sich von ihrer harten Hülle trennen. Es ist die Schutzschicht, die die Eizelle direkt nach der Befruchtung aufgebaut hat, um weitere Spermien am Eindringen zu hindern. Doch jetzt, in der dritten Woche der Schwangerschaft, muss sich das kleine Lebewesen von dieser starren Schicht befreien, andernfalls kann es von der weichen Gebärmutter nicht aufgenommen werden. Das nennt man in der Medizin *Schlüpfen* oder *Hatching*. Manchmal verwendet man sogar die Bezeichnung *Erste Geburt*.

Dafür bleibt dem winzigen Embryo nur sehr wenig Zeit. Jetzt steht alles auf dem Spiel! Er darf diesen Moment auf keinen Fall verpassen, denn sonst wird er sich nicht weiterentwickeln können. So versucht der kleine Embryo mit seiner ganzen Kraft, die starre Hülle loszuwerden. Er zieht sich mehrmals zusammen und drückt sich wieder nach außen, bis er schließlich die Hülle aufsprengen und wie ein kleines Küken aus der Schale herausspringen kann.

Bei manchen Frauen ist es leider so, dass es der Embryo nicht allein schafft, diese Hülle zu durchbrechen. Manchmal wird ein höheres Alter der Frau dafür verantwortlich gemacht. Kommt der Embryo nicht aus der starren Hülle heraus, kann er nicht weiterwachsen und wird mit der nächsten Periode aus dem Körper herausgespült.

Bei einer künstlichen Befruchtung wird hier oft mit einer raffinierten Technik etwas nachgeholfen, damit sich das winzige Lebewesen leichter von der starren Schicht befreien und schlüpfen kann.

Aus der Embryonenforschung gibt es Videos von diesem ersten Schlüpfen. Darin ist deutlich die Entwicklung der Eizelle zur kleinen Maulbeere zu sehen und auch die erste Geburt des Embryos. Diese Art der Forschung ist in

Deutschland verboten, aber wer möchte, kann im Internet einen Blick darauf werfen:

https://embryology.med.unsw.edu.au/embryology/
images/a/ae/Human_blastocyst_day_3-6.mp4

Alles oder nichts

Befindet sich der Embryo in einem frühen Entwicklungsstadium, gilt *alles oder nichts:* Vereinfacht ausgedrückt heißt das: Entweder die Zellen des Embryos reparieren einen entstandenen Schaden vollständig und die Entwicklung geht erfolgreich weiter oder es kommt zu einer Fehlgeburt.

Mediziner*innen haben herausgefunden, dass der Embryo in einem frühen Entwicklungsstadium ziemlich viel selbst reparieren kann: Selbst wenn bis zu 50 Prozent der Zellen im frühen Embryonalstadium Schäden aufweisen, besitzt der Embryo die erstaunliche Fähigkeit, sich selbst vollständig zu reparieren. Doch das Alles-oder-nichts-Prinzip ist keine Garantie und gilt auch nur von der Befruchtung bis zur vollständigen Einnistung in die Gebärmutterschleimhaut, also etwa 10–14 Tage nach der Befruchtung, das entspricht der 4. Woche.

Ab dem 14. Tag nach der Befruchtung, zu einem Zeitpunkt, zu dem er sich noch nicht lange in der Gebärmutter befindet, beginnt die kritische Phase für den Embryo. Schäden, die in dieser Phase entstehen, können oft nicht mehr repariert werden und führen zu Fehlbildungen und Entwicklungsstörungen. Zu einem späteren Zeitpunkt, zum Beispiel ab der 20. Woche während der Fetalentwicklung, ist das Risiko einer Schädigung übrigens wieder etwas geringer, da die besonders herausfordernde Zeit für das Kind bereits überstanden ist.

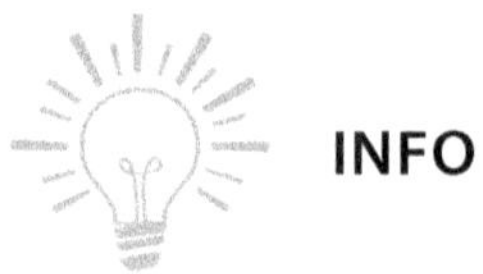

BIO-SCAN AN DER GEBÄRMUTTER

Wenn der Embryo es rechtzeitig schafft, aus der starren Hülle herauszuschlüpfen, heftet er sich zwischen dem 5. und 7. Tag nach der Befruchtung an die Wand der Gebärmutter und will sozusagen in sein neues Zuhause einziehen. Aber eine weitere Strapaze kommt auf ihn zu: Bevor die Gebärmutterschleimhaut den Embryo aufnimmt, vollzieht sich noch einmal ein einzigartiger Prozess: Der Embryo wird von den Gebärmutterschleimhautzellen wie von einem Metalldetektor am Flughafen abgescannt: Nur Embryonen, die einem gewissen Qualitätsstandard entsprechen, dürfen weiter. Wie die Schleimhaut das genau macht, wissen wir noch nicht. Viele Embryonen werden von der Schleimhaut abgewiesen und die Frau erleidet eine Fehlgeburt, etwa in der 4.–5. Woche.

Ich weiß, dass das schmerzhaft ist, vor allem, wenn wir uns so sehr ein Kind wünschen. Doch hin und wieder denke ich auch, dass das alles letztlich eine Frage des Vertrauens ist: Vertraue ich der Weisheit meines Körpers? Der so viel mehr weiß als ich und deshalb auch manche Entscheidung fällt, die ich nicht nachvollziehen kann und die mir seelisch wehtun?

Als Ärztin muss ich allerdings einschränken, dass bis zu 50 Prozent der Ursachen für eine Fehlgeburt bekannt und zum Teil sogar behandelbar sind. Das heißt für mich: Ich vertraue auf die Weisheit meines Körpers, nachdem die medizinischen Möglichkeiten ausgeschöpft sind. Auf die behandelbaren Ursachen von Fehlgeburten gehe ich später noch näher ein.

Es dauert etwa 11 Tage, bis der Embryo vollständig in die Gebärmutterschleimhaut eingewachsen ist. Etwa am 17. Tag nach der Befruchtung ist das kleine Lebewesen ganz von ihr umgeben. Es ist jetzt etwa so groß wie ein Sandkorn und von Gefäßen der Mutter umhüllt, die es mit allem versorgen, was es braucht, um in Ruhe wachsen und gedeihen zu können.

Wie rasant der kleine Mensch wächst

Leider kann es auch nach der Einnistung zu Problemen in der Entwicklung des Embryos kommen. Aber was auch immer passiert: Bis hierher hat er es geschafft – habt ihr beide es geschafft. Vergiss das nie! Auch wenn du nichts von den Wundern gesehen oder gefühlt hast: Sie sind geschehen.

Wie diese Wunder konkret aussehen, möchte ich im Folgenden kurz skizzieren.

Embryonalentwicklung und turbulente Zeiten für die Mutter (5. bis 10. Woche)

Um die 5. Woche herum entwickelt sich das Kind so schnell wie niemals wieder in seinem ganzen Leben – und das, obwohl es erst 3 Wochen alt ist. In dieser Zeit vollziehen sich atemberaubende Entwicklungen beim Kind, im Körper der Frau und in ihrem Gefühlsleben.

Das Schwangerschaftshormon, das jetzt durch den Körper der werdenden Mutter rauscht, sorgt für eine Achterbahn der Gefühle. Bald wird sie Gewissheit haben, dass sie schwanger ist, denn ihre Periode bleibt aus. Das Gefühlsleben gleicht einem brodelnden Vulkan, selbst ein Werbespot über Zahnpasta kann sie zu Tränen rühren. Heißhunger und Übelkeit wechseln sich ab, oft kommt eine lähmende Müdigkeit hinzu. Die Gebärmutter wächst, was manchmal Schmerzen im Unterleib verursacht. Muskulatur und Bindegewebe lockern sich, um Platz für den Embryo zu schaffen. Alles wird besser durchblutet und der Stoffwechsel stellt sich auf die Bedürfnisse des heranwachsenden Lebens ein. Oft wird jetzt ein Schwangerschaftstest durchgeführt. Diese Tests beruhen auf dem Nachweis des Schwangerschaftshormons Beta-HCG im Blut oder im Urin und können bereits 6–8 Tage nach der Befruchtung ein positives Ergebnis liefern – also ungefähr 2 Tage, nachdem sich der Embryo in der Gebärmutter eingenistet hat. Noch früher geht es mit einem Bluttest.

Zu Beginn ist der kleine Embryo so platt wie ein Blatt Papier und besteht aus einer Vorder- und Rückseite. Er wird über 2 Hohlräume – die Amnionhöhle und den Dottersack – mit Nährstoffen versorgt. Wir können uns den Embryo in dieser Entwicklungsstufe wie 2 Seifenblasen vorstellen, die aneinanderkleben und an einer Stelle miteinander verbunden sind. Die flache Stelle ist der Embryo, der durch die beiden Hohlräume – in unserem Beispiel die beiden Seifenblasen – ernährt wird.

Übrigens nicht der Embryo selbst, sondern der Dottersack ist die erste embryonale Struktur, die man im Ultraschall in der Frühschwangerschaft erkennen kann. Er hat neben der Ernährung des Embryos weitere sehr wichtige Aufgaben. Denn solange der kleine Mensch noch keine Leber hat – also bis etwa zur 9. Woche – übernimmt er die Aufgaben dieses lebenswichtigen Organs. Darüber hinaus beherbergt er einen ganz besonderen Schatz: die Stammzellen, aus denen sich später die Blutzellen entwickeln werden. Der Dottersack wird beim Ultraschall genau vermessen – es ist eine kreisrunde Struktur, die später neben dem Embryo zu sehen ist und jetzt schon viel über den Ausgang der Schwangerschaft aussagt.

In dieser Zeit bildet sich außerdem das sogenannte Chorion, das ist die äußere Fruchthülle des Kindes und der Teil der Plazenta, der zum Kind gehört. Der kleine Embryo entwickelt nun zusätzlich zu seiner Vorder- und Rückseite eine linke und eine rechte Körperhälfte, was auch deshalb spannend ist, weil unsere Körperhälften im Inneren nicht gleich aussehen. Das Herz und manche anderen Organe sind nur einmal und entweder rechts oder links vorhanden. Aber selbst Organe, die auf beiden Seiten vorliegen, sind nicht identisch. So hat der rechte Lungenflügel beispielsweise einen Lappen mehr als der linke.

Heartbeat

In den vergangenen 5 Tagen ist das kleine Lebewesen enorm gewachsen. Wenn der Embryo 22 Tage alt ist, beginnt sein Herz zu schlagen – es ist das erste Organ, das seine Aufgabe übernimmt und aktiv wird. Im Ultraschall sieht man den zarten Herzschlag etwa ab der 6. Woche. Nun ist der Embryo so groß wie ein Granatapfelkern. Das Herz des kleinen Embryos schlägt mit über 150 Schlägen pro Minute doppelt so schnell wie das eines Erwachsenen.

Ein komplexes System baut sich auf

In der 5. bis 10. Woche wachsen alle weiteren Organe. Jetzt entsteht auch das Nervensystem: Spüren, hören – immer mehr kann der kleine Embryo mit seiner Umwelt in Kontakt treten.

Wie bei einem einzigartigen Puzzle entstehen jeden Tag neue Teile, die sich schließlich zu einem hochkomplexen System zusammenfügen. Der Embryo wächst nun täglich einen Millimeter. Ab der 6. Woche können die Schwangerschaftsbeschwerden der Frau noch einmal deutlich zunehmen. Das Blutvolumen und der Puls erhöhen sich. Du hast zu diesem Zeitpunkt etwa 30 Prozent mehr Blut im Körper, um das Kind über die Plazenta und die Nabelschnur versorgen zu können.

In der 7. Woche tut sich beim Kind auch wieder sehr viel: Es ist so groß wie eine Heidelbeere, es sprießen die Knospen der Arme und Beine und die ersten Bewegungen sind möglich: Der Embryo kann sich zur Seite drehen oder Purzelbäume machen. Schon in dieser frühen Phase beginnen die ersten zarten Gesichtszüge des Embryos Gestalt anzunehmen.

Mit jedem Tag sieht er nun menschlicher aus und lässt uns staunen über die Wunder der frühen Entwicklung. In der 9. Woche bekommt das Baby öfter Schluckauf, beginnt zu saugen, den Mund zu öffnen, zu gähnen und Arme und Beine zu bewegen. In der 10. Woche kann es den Kopf drehen und mit den Händen sein Gesicht berühren.

Während die Entwicklung der lebenswichtigen Organe in atemberaubendem Tempo voranschreitet, erreichen sie ab Ende der 10. Woche einen bemerkenswerten Meilenstein: Sie sind voll funktionsfähig! Der kleine Mensch hat nun die wichtigsten Bauteile für sein späteres Leben entwickelt.

Die Schaltzentrale

Auch die Organe werden jetzt fleißig getestet: In der 8. Woche produziert die Niere des kleinen Lebewesens bereits Urin und auch der Magen arbeitet schon und stellt Magensäure her. Das Köpfchen hebt sich langsam an und auf dem Ultraschall werden die ersten Gehirnanlagen in der hauchdünnen Schädeldecke sichtbar.

In der 10. Schwangerschafts- und damit letzten Entwicklungswoche des Embryos ist er etwa so groß wie eine Erdbeere. Ab jetzt sprechen wir vom Fötus und nicht mehr von einem Embryo.

Fetalentwicklung (10. Woche bis zur Geburt)

Der kleine Mensch ist nun schon ca. 2,5 cm groß. Bis jetzt unterschieden sich die Föten kaum, wenn es um Größe, Gewicht oder ihre Entwicklung geht. Von diesem Zeitpunkt an aber beginnt das Baby auf seiner Reise bis zur Geburt immer mehr eigene und individuelle Wege zu beschreiten.

Mutter-Kind-Bindung

Und während all das geschieht, wächst in dieser Zeit noch etwas anderes ganz intensiv: die Bindung zwischen dem Baby und seiner Mutter. Denn es ist doch so, dass eben nicht nur das Kind durch die Mutter geboren wird, sondern auch die Mutter durch das Kind.

Lange Zeit nahm man an, dass sich die Psyche des Kindes erst viel später – Jahre nach der Geburt – entwickeln würde. Doch die pränatale Psychologie hat herausgefunden, dass die Psyche des ungeborenen Babys schon sehr früh wichtige Entwicklungs- und Reifungsprozesse durchläuft und bereits in der frühen embryonalen Entwicklung eine unvergleichliche emotionale Verbindung zwischen dem kleinen Lebewesen und seiner Mutter entsteht. Sie umhüllt das Kind nicht nur körperlich und bietet ihm Schutz und Nahrung, sondern die beiden stehen in einer ständigen Wechselbeziehung miteinander.

Das kleine Lebewesen spürt jede Bewegung der Mutter, jeden Atemzug, jeden Herzschlag und reagiert darauf. Es nimmt sich als untrennbaren Teil seiner Mutter wahr und erlebt sich selbst durch die Mutter. Es ist die erste und tiefste Beziehung. Diese innige Verbundenheit prägt den Beginn seiner Existenz auf einzigartige Weise. Diese Verbindung ist so tief, dass sie während der gesamten Schwangerschaft gespeichert wird, insbesondere im Gehirn des Kindes.

Aber auch das Gehirn der Mutter wird durch die Schwangerschaft stark beeinflusst: Das Hirnvolumen nimmt ab und ganz bestimmte Hirnareale, die die Bindung zum Kind fördern, werden aktiver.

Sicher ist: Bereits in der frühen Schwangerschaft findet ein einzigartiger Anpassungsprozess statt, der zu einer immer stärkeren Bindung zwischen Mutter und Kind führt.

Die Schwangerschaft ist ein lebensveränderndes Ereignis, das sich nicht nur auf körperlicher, sondern auch auf psychischer Ebene auswirkt – beim Kind und bei der Mutter.

Und das alles ist auch nach einer Fehlgeburt wahr

Diese Erlebnisse verschwinden nicht, auch wenn die Reise nicht zum erhofften Ziel geführt hat. Natürlich denkt eine Frau, die die schreckliche Nachricht erhält, nicht an die schöne gemeinsame Zeit. Entsetzlicher Kummer macht sich breit, abgrundtiefe Verzweiflung. Und doch hat es sie gegeben, diese ganz besondere Vertrautheit und das zueinander Wachsen.

TIPP

Vielleicht kannst du dich irgendwann darauf besinnen und die schönen Momente in Erinnerung behalten. Ihr hattet eine gemeinsame Zeit voller Wunder, auch wenn sie kurz war. Doch ihr habt euch ineinander verwoben und eure Herzen haben miteinander geschlagen. Das bleibt. Für immer. Solange du lebst.

Bei all den eben beschriebenen Entwicklungen ist es erstaunlich zu sehen, wie oft der weibliche Körper und das kleine Leben darin den richtigen Weg finden. Wie häufig nach neun Monaten ein Baby das Licht der Welt erblicken darf. Trotz so vieler Unwägbarkeiten und Risiken! Es ist ein wundervolles Zeugnis für die erstaunliche Fähigkeit des Körpers, Leben zu erschaffen.

Zwei-Klassen-Gesellschaft bei Fehlgeburten? Die absurde Grenze zwischen der 12. und 13. Woche

In der Medizin wird zwischen frühen und späten Fehlgeburten unterschieden: frühe Fehlgeburten ereignen sich vor der 12. Woche, späte Fehlgeburten danach.

Auch wenn die Ursachen für eine Fehlgeburt bei frühen und späten Fehlgeburten unterschiedlich sein können, hat sich biologisch gesehen beim Embryo und bei der Frau zwischen der 12. und 13. Woche nicht viel verändert. Dennoch wird eine mehr oder weniger scharfe Grenze gezogen, gerade wenn es um die Art der Behandlung nach einer Fehlgeburt geht: Operation vor der 12. Woche oder natürliche Geburt nach der 13. Woche.

Erleidet eine Frau eine frühe Fehlgeburt, wird ihr vom Arzt routinemäßig eine Ausschabung, also ein operativer Eingriff nahegelegt: die Kürettage, bei der in einer Vollnarkose der verstorbene Embryo aus der Gebärmutter entfernt wird. Bei einer späten Fehlgeburt, also ab etwa der 13. Woche, wird hingegen routinemäßig empfohlen, das verstorbene Kind wie bei einer normalen Geburt auf die Welt zu bringen, oft mit der ganzen Unterstützung der Hebammen, Krankenschwestern und der Ärzte im Krankenhaus.

Krass formuliert, teilt diese scharfe Abgrenzung zwischen früher und später Fehlgeburt die schwangeren Frauen wie in einer Zwei-Klassen-Gesellschaft: Frauen mit früher Fehlgeburt werden ziemlich alleingelassen, Frauen mit später Fehlgeburt fürsorglich unterstützt.

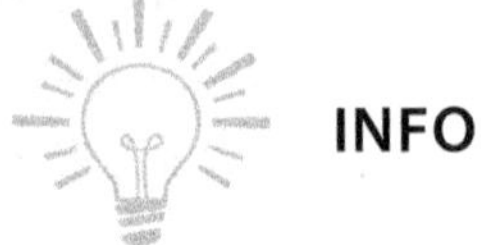

INFO

Bis zum Abschluss der 12. Woche sprechen wir von einer *frühen* Fehlgeburt und zwischen der 13. bis 24. von einer *späten* Fehlgeburt. Verstirbt das Kind nach der 24. Woche, spricht man von einer Totgeburt.

Die meisten Frauen mit einer späten Fehlgeburt nach der 13. Woche können sich zunächst nicht vorstellen, ihr totes Kind auf normalem Wege zur Welt zu bringen. Eine Ausschabung ist aufgrund der Größe des Kindes nicht mehr möglich und ein Kaiserschnitt kommt nicht infrage – denn er ist eine vergleichsweise risikoreiche Operation, vor allem im Hinblick auf weitere Schwangerschaften. Deshalb die natürliche Geburt ab der 13. Woche, die vielen Frauen Unbehagen bereitet, weil sie sich einen schnellen Ausweg aus dieser qualvollen Situation wünschen.

Doch diese medizinischen Aspekte werden in der Aufklärung zwischen Arzt und Patientin kaum thematisiert. Vielmehr werden vor allem psychologische Gründe für eine natürliche Geburt ab der 13. Woche aufgeführt. Zu Recht wird betont, dass die Verarbeitung einer Fehlgeburt leichter fällt, wenn die Frau das Kind auf natürlichem Wege zur Welt bringt. Aus vielen Studien ist bekannt, dass der Verlust des Kindes für die Frau besser zu verarbeiten ist, wenn sie den Prozess begleiten und Abschied nehmen kann.

Aber warum wird diese Möglichkeit einer Frau nicht schon vor der 12. Woche vorgeschlagen? Warum werden ihr die psychologischen Hintergründe vorenthalten? Als ob eine Frau, die bis zur 12. Woche eine Fehlgeburt erleidet, keinen psychischen Leidensdruck hätte. In diesem Fall wird meines Wissens so gut wie nie thematisiert, dass eine natürliche Geburt Vorteile bei der Verarbeitung des Verlustes bringt. Das suggeriert aber, dass der Verlust des Kindes bis zur 12. Woche gar kein richtiger Verlust wäre. Ab der 13. Woche hingegen durchaus.

Wie kann das sein? Warum wird in Deutschland im Gegensatz zu anderen europäischen Ländern routinemäßig vor der 12. Woche eine Kürettage durchgeführt? Warum erzählt kaum jemand den betroffenen Frauen von der Möglichkeit einer natürlichen Geburt und den Vorteilen, die diese Geburt mit sich bringen kann? Gibt es hier eine Trauerhierarchie? Ist es vor der 12. Woche noch gar kein richtiges Kind?

Betrachtet man die Entwicklung des Kindes, ist diese Idee absurd. Das Herz schlägt; alles, was wichtig ist, ist bereits angelegt. Dennoch scheint es so, als würde der Embryo bis zur 12. Woche nicht als so wertvoll angesehen, geboren werden zu dürfen. »Spülen Sie es halt das Klo runter«, wie mal eine

Ärztin zu einer meiner Patientinnen sagte, die in der 10. Woche zu Hause ihr Kind verlor. Zu früh für eine Mutter-Kind-Bindung? Von der wir gleichzeitig wissen, wie wichtig sie gerade auch in den ersten Wochen ist, um das Kind zu kräftigen? Seltsame Regeln führen zu seltsamen Fragen!

Trauerhierarchie?

Meiner Meinung nach spiegelt dieses Vorgehen die entrechtete Trauer der Frauen mit einer frühen Fehlgeburt. Aus Studien ist bekannt, dass sich 70 Prozent der Frauen für eine natürliche Geburt entscheiden würden, wenn sie über diese Möglichkeit aufgeklärt worden wären. Zu wissen, dass es eine Alternative gegeben hätte, von der man nichts wusste, kann im Nachhinein sehr traurig machen.

Eine natürliche Geburt schafft den Raum, sich während der Geburt und danach von dem Kind zu verabschieden. Die Frau sieht ihr Kind und darf es anfassen, wenn sie mag. So wird ihr Kind *erfahrbar*, anstatt für alle Zeiten lediglich ein schwarz-weißer Fleck auf einem Ultraschallbild gewesen zu sein. Diese Erfahrbarkeit ist enorm wichtig für die nachfolgende Trauerphase.

Es geht hier nicht – wie es oft bei Fehlgeburten vor der 12. Woche den Anschein hat – um eine gescheiterte Schwangerschaft, sondern um ein Kind. Ein Kind, das man anerkennt und dem man Bedeutung gibt. Ein Kind, das trotz allem auf natürliche Weise von der Mutter geboren wurde.

In diesem Vorgang kann ein Stück Versöhnung liegen: *Mein Kind wurde nicht herausgekratzt, nicht abgesaugt, nicht herausgeschnitten. Ich habe es geboren! Auch wenn es nicht mehr am Leben war, so haben wir zwei die Reise, die wir begonnen haben, gemeinsam beendet.* Und auch wenn eine Frau ihr totes Kind nicht sehen will, so lebt sie doch in der Gewissheit weiter, dass sie diese letzte Hürde genommen hat.

Ein aktiver selbstbestimmter Prozess des Gebärens und des Verabschiedens ist sehr bedeutsam für die Trauer, die Heilung der Seele und das Weiterleben danach. Es ist gut erforscht, dass die psychische Verarbeitung einer Fehlgeburt besser gelingt, wenn die Frau ihr Kind aktiv zur Welt bringt. Abgesehen davon, dass eine natürliche Geburt körperlich die schonendste

Variante ist, ermöglicht eine natürliche Geburt auch, mit den sich überstürzenden Ereignissen seelisch Schritt zu halten. Wenn eine Frau ihr Kind nach Woche 13 verloren hat, ist sie meist umgeben von mitfühlendem Klinikpersonal, das diesen schrecklichen Verlust fürsorglich mitbegleitet: Hebamme, Ärztin, Seelsorger – sie ist nicht allein. *Die arme Frau, so ein schlimmes Schicksal: Hat ihr Kind verloren.* Wäre es ein paar Tage davor geschehen, hätte kein Hahn danach gekräht. Und wenn die Frau todunglücklich ist: Bildet sie sich das alles ein? Warum versteht niemand ihren Schmerz, warum ist sie so mutterseelenallein? Diese Erfahrung führt zu einem Gefühl des Abgetrenntseins von den anderen, die oft gar nichts davon wussten. Nicht selten steht am Ende eines langen Leidensprozesses eine tiefe Depression.

Aufgrund von Erfahrungsberichten trauernder Mütter und medizinischer Fachkräfte veröffentlichte das Royal College of Obstetricians and Gynaecologists in England Richtlinien, die mich sehr beeindruckt haben. Die Eltern wurden ermutigt, ihr tot geborenes Kind zu sehen und zu halten, es zu beerdigen und Erinnerungsstücke aufzubewahren. In den darauffolgenden Jahren unterstützten mehrere Studien diese Empfehlung und berichteten, dass das Sehen und Halten eines tot geborenen Kindes bei den Müttern zu weniger Angst und depressiven Symptomen und zu einer besseren psychischen Verfassung führte als bei Müttern, die keinen solchen Kontakt hatten.

Insofern wäre es doch nur logisch, wenn die Argumente der besseren psychischen Verarbeitung, mit denen die natürliche Geburt bei Frauen ab der 13. Woche begründet wird, auch für Frauen gelten würden, deren Schwangerschaft vor der 12. Woche endet. Sie sind in der gleichen Situation. Auch sie haben ihr Kind verloren und müssen die Trauerphase durchstehen. Doch diese Möglichkeit wird ihnen gar nicht angeboten. Dabei gibt es genau genommen sogar drei Möglichkeiten, eine Fehlgeburt vor der 12. Woche zu behandeln. Ich stelle die zwei in Deutschland bislang wenig bekannten Möglichkeiten später detailliert vor.

Es ist nicht so, dass ich die Kürettage verteufeln möchte. Ich habe sie dreimal erlebt und zumindest beim ersten Mal war es die absolut richtige Entscheidung für mich, die ich in meiner damaligen Lebenssituation als junge Assistenzärztin an einem großen Klinikum mit Nachtdiensten auch gewählt hätte, selbst wenn ich die Alternative der natürlichen Geburt mit oder ohne medikamentöse Einleitung gekannt hätte. Planbarkeit stand für mich im Vordergrund. Schnell sollte es gehen, damit ich mich wieder um meine Patient*innen kümmern konnte. Dennoch hätte ich gern eine Wahl gehabt. Ich mag es nicht, vor vollendete Tatsachen gestellt und bevormundet zu werden.

Wie ich beim zweiten und dritten Mal entschieden hätte, kann ich heute nicht beurteilen. Ich weiß aber, dass es beim vierten Mal absolut richtig für mich war, keine Kürettage durchführen zu lassen, sondern das Kind auf natürlichem Wege zur Welt zu bringen. Im Anschluss habe ich einen intensiveren und vor allem positiveren Trauerprozess durchlaufen, den ich bei den drei Fehlgeburten davor so nicht erlebt hatte. Ich habe das als klärend und reinigend empfunden. Genau so argumentieren die Ärzte bei der Aufklärung über eine natürliche Geburt ab der 13. Woche: Es sei enorm wichtig, sich seinen Gefühlen zu stellen und den Verlustschmerz nicht zu verdrängen. Aber dies gilt – noch einmal, weil es so absurd ist – nur für jene Frauen, deren Kind die Grenze von 13 Wochen überschritten hat. Dabei ist zwischen der 12. und 13. Woche nichts Gravierendes passiert, außer dass das Kind größer wurde.

Gibt es auch ein niedriges Risiko für Fehlgeburten?

Es ist höchste Zeit für eine gute Nachricht, nämlich diese: Eine australische Untersuchung zeigte, dass nur 1,6 Prozent aller untersuchten schwangeren Frauen ihr Kind verloren, wenn sie erstens keine Symptome einer Fehlgeburt hatten – wie Blutungen oder Schmerzen im Unterleib – und zweitens beim Baby im Ultraschall zwischen der 6. und 11. Woche ein normaler Herzschlag sowie keine strukturellen Auffälligkeiten beim Embryo oder dem Dottersack nachgewiesen wurde. Sind all diese Untersuchungen unauffällig, kann sogar das Alter der Schwangeren bezüglich des Fehlgeburtsrisikos vernachlässigt werden, während es vor Beginn der Schwangerschaft bei der Berechnung der Fehlgeburtswahrscheinlichkeit als starker Risikofaktor bewertet wird.

Wenn also bei deinem ersten Ultraschalltermin alles in Ordnung ist und die Frauenärztin bei deinem Kind einen normalen Herzschlag festgestellt hat, wenn zudem keine relevanten Vorerkrankungen oder Begleiterkrankungen oder weitere sonografische Auffälligkeiten beim Embryo vorliegen, dann ist das Risiko einer Fehlgeburt schon ab diesem frühen Zeitpunkt sehr gering.

Aber anders sah es bei mir aus …

4. SIE HABEN DA ETWAS SELTSAMES

Es war an einem wunderschönen Freitagnachmittag während meiner dritten Schwangerschaft: Ich war damals etwa in der achten Woche schwanger und spazierte bei schönstem Wetter durch die Heidelberger Altstadt. Ich genoss die Sonne und das Leben. Doch plötzlich, wie aus dem Nichts, überkam mich dieses ungute und leider schon bekannte Gefühl, dass mit meinem Baby etwas nicht stimmt. Ich weiß bis heute nicht, wodurch es ausgelöst wurde – vielleicht war es einfach weibliche Intuition. Bis zu diesem Tag hatte ich bei meinem Frauenarzt noch keinen Ultraschall machen lassen und fühlte mich gut damit. Doch jetzt war ich schlagartig extrem beunruhigt. Ich ging sofort ins Krankenhaus und bat um eine Untersuchung.

Einige Zeit später saß ich auf dem gynäkologischen Stuhl, während ein anderer Arzt den Ultraschall durchführte. Er konnte die Herztöne hören. Nach zwei Fehlgeburten war das eine unfassbar schöne Nachricht für mich und ich war zutiefst erleichtert. Dann sagte er eine Weile gar nichts. Zu lang sein Schweigen. Ich hörte nur seinen Atem, ein fragendes *Hmm* … und das laute Pochen meines Herzens in den Ohren.

Schließlich sagte er: »Sie haben da etwas Seltsames«.

In diesem Augenblick wurden alle meine Ängste wahr. Krampfhaft wehrte ich mich gegen die aufsteigenden Tränen. In mir war ein Gefühl des Fallens, als würde sich der Boden unter mir öffnen. Um nicht loszuheulen, kniff ich mir in den Oberarm und bemühte mich um eine feste Stimme. Doch nur ein heiseres Flüstern kam heraus. »Etwas Seltsames?«

»Mein Ultraschallgerät ist nicht präzise genug, um es genau zu benennen«, fuhr der Arzt fort. »Aber irgendetwas stimmt da nicht. Ich habe so etwas noch nie gesehen und möchte Sie deshalb zu einer Kollegin schicken.«

Um früh und präzise mögliche Auffälligkeiten zu identifizieren und richtig einordnen zu können, kommt es auf die Erfahrung des Arztes, die Qualität des Ultraschallgerätes und die tagesaktuellen Untersuchungsbedingungen an. Manchmal liegt das Baby so, dass es auf dem Ultraschall nicht gut sichtbar ist. Auch gibt es Details, die erst später genauer zu erkennen sind. Dazu zählen zum Beispiel die inneren Organe des Babys, die erst zwischen der 20. und 24. Schwangerschaftswoche verlässlich beurteilt werden können. Das bedeutet: Selbst, wenn ein unklarer Befund festgestellt wird, heißt das nicht zwangsläufig, dass mit dem Kind etwas nicht stimmt!

Daran versuchte ich mich festzuhalten, während ich auf die nächste Ultraschalluntersuchung wartete. Leider hatte die Kollegin, zu der ich überwiesen wurde, erst in einer Woche Zeit. Ich unterdrückte mein Wissen, dass heutzutage bereits in den ersten zwölf Wochen einer Schwangerschaft immer mehr schwere Fehlbildungen entdeckt werden können. Deshalb ist ein frühes transvaginales Ultraschallscreening gerade bei Risikopatientinnen mit vorangegangenen Fehlgeburten oder anderen Risiken inzwischen zu Recht ein fester Bestandteil der Schwangerschaftsvorsorge. Bei der transvaginalen Ultraschall-Untersuchung wird ein spezieller dünner Ultraschallkopf in die Vagina eingeführt; das Gerät scannt also die Gebärmutter, die Eierstöcke und den Gebärmutterhals von innen.

Das Warten auf den nächsten Termin machte mich fertig. Was war mit meinem Kind? Warum musste ich bei jeder Schwangerschaft auf eine mutmaßlich schlechte Nachricht warten? Warum konnte es nicht einmal glattgehen? *Mein liebes Kind, was ist mir dir? Immerhin, dein Herz schlägt, bitte, bitte schlag weiter!*

Nur ein Herz?

Der Befund der Ultraschalluntersuchung traf mich wie ein Hammer. Ich war schwanger, ja. Und zwar mit Zwillingen. Leider hatten sie nur ein Herz. »Das nennt man siamesische Zwillinge«, erklärte mir die Ärztin, die nicht wusste, dass sie eine Kollegin als Patientin hatte.

Ich konnte das gar nicht alles auf einmal verdauen. Zwillinge! Wie wundervoll wäre das gewesen! Zwei auf einmal! Aber mit einem gemeinsamen Herzen hatten die beiden eine schlechte Prognose. Es war sehr unwahrscheinlich, dass sie die Geburt überleben würden. Ich rutschte in einen Zustand tiefer Hoffnungslosigkeit, zumal ich es mir doch so sehr gewünscht hatte, dass bei meiner ersten Schwangerschaft mit meinem neuen Mann Oliver alles gut gehen würde. Aber nun war es ja wohl offensichtlich, dass es allein an mir lag. Trotz aller Abklärungen ohne Ursache.

Es folgten weitere Screenings mit hochauflösenden Ultraschallgeräten, die alle das Gleiche zeigten.

Tatsächlich kommen siamesische Zwillinge nur in einer von 60.000–200.000 Schwangerschaften vor – also äußerst selten. Doch was bringt die Statistik, die etwas als total unwahrscheinlich bezeichnet, wenn man selbst betroffen ist? Die Chance, dass eines – oder sogar beide – Kinder die Schwangerschaft überlebte, war mit 30–50 Prozent gering. Und nur 5–25 Prozent überstehen den ersten Tag nach der Geburt.

Ich verlor jede Hoffnung. Ein Herz für zwei Kinder? Wie um alles in der Welt sollten diese Babys leben? Und dann fragte ich auch mich selbst: Wie soll ich das jetzt aushalten? Ich konnte nicht mehr. Ich verfluchte meinen Körper, der nicht in der Lage war, ein gesundes Kind auf die Welt zu bringen und meinen Babys so viel Leid zufügte.

Beim nächsten Ultraschall zwei Wochen später in der zehnten Woche war kein Herzschlag mehr zu sehen.

So habe ich Kind Nummer drei und vier verloren. In meiner Seele habe ich ein wunderschönes Bild meiner Zwillinge aufbewahrt. Im hochauflösenden Ultraschall konnte ich sie einmal so deutlich erkennen, dass mir die Tränen kamen. Und so ist es bis heute, wenn ich an die beiden denke: Sie sahen nicht aus wie etwas Seltsames, sondern wie zwei süße kleine Gummibärchen. Sie sahen nicht aus wie etwas Seltsames, sondern wie zwei süße kleine Gummibärchen, die sich anschauten und in den Armen hielten. In meiner Erinnerung behielt ich dieses Zwillingspärchen als *ein* Kind, ein Doppel-Sternchen sozusagen. Es tröstet mich noch heute, dass sie sich aneinander festhalten konnten.

Unklare Befunde

Fakt ist – und das möchte ich an dieser Stelle noch einmal betonen: Nicht immer sind Anomalien beim Baby auf einem Ultraschallbild klar erkennbar. Und selbst wenn der kleine Embryo gut zu sehen ist, können Bilder häufig nicht sofort endgültig gedeutet werden. Denn leider sind bestimmte Auffälligkeiten im Ultraschall keinen exakten Ursachen zuzuordnen – trotz aller medizinischen Erkenntnisse. Gerade beim Ultraschallscreening in der Frühschwangerschaft sind mögliche Anomalien ein extrem komplexes Thema, da hier auch andere Faktoren mit hineinspielen können – zum Beispiel infektiöse oder genetische Ursachen für die Auffälligkeiten.

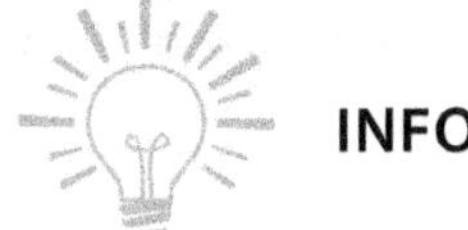

INFO

Der Ultraschall ist nur eine Momentaufnahme. Und er betrachtet das Baby lediglich von außen, also beobachtend. Wie es um die motorische oder geistige Entwicklung des Kindes steht, erfahren wir erst nach der Geburt. Im Schutz der Gebärmutter können wir weder seine Reflexe prüfen noch klinische Parameter messen – und daran wird sich wohl auch in absehbarer Zeit nichts ändern. Von daher besteht beim Ultraschall – ganz gleich, wie hochauflösend die Bilder sein mögen – das Risiko einer gewissen Ungenauigkeit.

Das Windei

Bereits ab der fünften Schwangerschaftswoche ist im Ultraschall zu erkennen, ob sich ein Embryo tatsächlich in der Gebärmutter eingenistet hat. Leider zeigt die Erfahrung, dass bei etwa jeder zwanzigsten Einnistung die Fruchthöhle leer bleibt. Dann ist im Ultraschall in der Fruchthöhle kein oder nur ein sehr kleiner Embryo zu sehen. In diesem Fall spricht die Medizin von einem Windei – blighted ovum, faules Ei. Kein schöner Begriff.

Zunächst verläuft die Frühschwangerschaft bei einem Windei unauffällig. Die befruchtete Eizelle nistet sich in der Gebärmutter ein. Dort entstehen dann die lebensnotwendige Fruchthöhle und die Plazenta. Außerdem bildet der Körper der Mutter das Hormon Beta-HCG, auf den der Schwangerschaftstest reagiert und nach wenigen Wochen ein positives Ergebnis zeigt. Normalerweise beginnt das Baby nun in seiner Fruchthöhle zu wachsen. Doch bei einem Windei stellt der Embryo sein Wachstum ein, obwohl das Schwangerschaftshormon noch immer nachweisbar bleibt. Der Körper ist somit voll und ganz auf Schwangerschaft programmiert. Viele Schwangere haben weiterhin typische Schwangerschaftsanzeichen, wie Übelkeit oder Abgeschlagenheit und Kreislaufprobleme, obwohl das Kind im Bauch nicht mehr lebt. Im Ultraschall erkennt man eine deutlich kleinere Fruchthöhle, als dies bei gesunden Schwangerschaften zu erwarten wäre.

Doch wie kommt es überhaupt dazu, dass sich das Baby in einem so frühen Stadium nicht weiterentwickelt? Nach wie vor gibt es keine gesicherten Erkenntnisse zu den Ursachen. Möglicherweise sind es genetische Veranlagungen oder Krankheiten bei einem Elternteil. Manchmal wird auch das Alter der Mutter dafür verantwortlich gemacht. Um ganz sicherzugehen, wiederholen viele Gynäkologen die Ultraschalluntersuchung ein paar Tage später – für die betroffenen Frauen eine schlimme Zeit des Wartens. Häufig beginnen leichte Blutungen, da der Körper die Fruchtblase allmählich ausstößt. Bestätigen Ärzt*innen, dass es sich tatsächlich um ein Windei handelt, hat das Baby keine Chance, jemals lebend auf die Welt zu kommen.

Was auch immer der Grund für diese oder eine andere Auffälligkeit ist: Je nach Schwangerschaftswoche und Ultraschall-Befund wird zum weiteren Vorgehen möglicherweise eine Chorionzottenbiopsie – Entnahme einer Gewebeprobe des Mutterkuchens – oder zu einem späteren Zeitpunkt eine Fruchtwasseruntersuchung vorschlagen, um eine potenziell genetische Ursache der Auffälligkeit zu entdecken.

Herztöne

Ein wichtiges und besonders auffälliges Zeichen für das beginnende Leben in einer Schwangerschaft sind die Herztöne. Tatsächlich erkennt man sie in den meisten Fällen bereits ab der sechsten Woche – also zu einem Zeitpunkt, an dem eine Frau vielleicht noch gar nicht weiß, dass sie schwanger ist. Schlägt das kleine Herz, ist zunächst einmal alles gut. Die Wahrscheinlichkeit für eine Fehlgeburt ist erheblich gesunken.

Manchmal sehen Ärzt*innen den Herzschlag jedoch auch in der siebten Woche noch nicht. Das kann an einem verschobenen Eisprung liegen und die Schwangerschaft ist noch gar nicht so weit, wie angenommen. Also kein Grund zu Beunruhigung. Doch wenn auch in der achten oder neunten Woche kein Herzschlag beim Ultraschall erkennbar ist und auch nach einer weiteren, präzisen Ultraschalluntersuchung keiner festgestellt werden kann, dann steht die Diagnose leider fest.

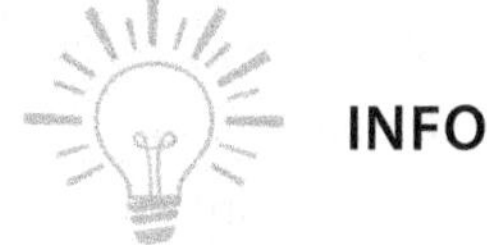

INFO

NIMM DIR ZEIT!

Bevor du dich überstürzt entscheidest:
Oft neigen wir dazu, in Schockmomenten schnelle Entscheidungen zu treffen oder Dingen zuzustimmen, die sich später nicht mehr stimmig anfühlen. Nimm dir Zeit! Auch wenn alles in dir danach schreit, diese schlimme Situation so schnell wie möglich hinter dich zu bringen. Atme. Verbinde dich mit den guten Gefühlen, die du mit deinem Baby hattest. Sie können dir Kraft geben. Vielleicht schaffst du es sogar, an dein liebes Sternchen zu denken und in dich hineinzufühlen, wie für euch beide ein guter Weg aussehen kann. Scheue dich nicht, dich mit lieben Menschen zu beraten, oder mit Frauen, die ähnliche Erfahrungen gemacht haben. Hol dir Hilfe! Du musst das nicht allein aushalten.

5. WIE VERLÄSST DAS TOTE KIND DEN KÖRPER DER FRAU?

Es gibt drei mögliche Vorgehensweisen, von denen die letztgenannten in Deutschland kaum bekannt sind.

1. Operation: Kürettage
2. Abwarten einer natürlichen Geburt
3. Medikamentöses Einleiten der natürlichen Geburt

Ammenmärchen

Viele Frauen glauben, ein im Mutterleib verstorbenes Kind müsse so schnell wie möglich entfernt werden, da sonst Lebensgefahr durch eine Vergiftung drohe. Das ist ein Ammenmärchen, an das ich selbst auch geglaubt habe. Ich dachte, mein totes Baby sei eine Gefahr für mich und könnte mich vergiften. Niemand klärte mich darüber auf, dass keine Gefahr besteht, wenn ich abwarte. In der Literatur ist kein einziger Fallbericht bekannt, in dem eine Infektion beschrieben worden wäre. Die einzigen Berichte über Infektionen handelten von missglückten Schwangerschaftsabbrüchen in Entwicklungsländern. Es ist ein Mythos, dass ein totes Kind im Bauch die Mutter vergiften würde.

Somit hat in der Regel jede Frau genug Zeit, um herauszufinden, welche der drei Möglichkeiten für sie und ihre Lebensumstände am besten passt. Egal, wie du dich entscheidest: Dieses Ereignis gehört von nun an zu deinem Leben. Deshalb ist es wichtig, dass du dafür in deiner Biografie einen guten Platz findest. Eine Wiege für deine Erinnerung – sodass du nach einer gewissen Trauerzeit frei und unbeschwert weitergehen kannst in deinem Leben.

Dazu gehört es, dass du dir auch Gedanken machst, wie du dein Kind in Erinnerung behalten möchtest.

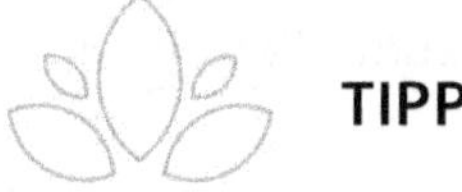

TOTE KINDER LÖSEN SICH NICHT IN LUFT AUF ... WEDER KÖRPERLICH NOCH SEELISCH

Manchen Menschen mag es seltsam erscheinen, ein tot geborenes Kind auch offiziell in die Familie mitaufzunehmen, indem es beim Standesamt gemeldet wird. Doch wer schon einmal an einem systemischen Familienaufstellen teilgenommen hat, weiß, dass tote Kinder nicht einfach weg sind. Nicht selten tauchen sie plötzlich auf und dann wird den Frauen klar, dass die Sache doch nicht abgeschlossen ist.

Die Familienaufstellung ist eine Art der Therapie, die versucht, verborgene Probleme in Familien aufzudecken. Dazu wird die Familie mit verschiedenen Personen im Raum dargestellt. Das bildliche *vor Augen haben* kann helfen, Konflikte zu lösen oder zumindest besser zu verstehen.

Ist dir schon einmal aufgefallen, dass wir oft mit Problemen oder Ereignissen belastet sind, die zum Teil schon Generationen zurückliegen und immer wieder von Generation zu Generation weitergegeben werden? Das liegt daran, dass wir teils auch unbewusst durch unser Verhalten unverarbeiteten Schmerz, unverarbeitete Trauer (z. B. um ein verstorbenes Kind) weitergeben können. Und das belastet auch andere Menschen: deinen Partner und deine jetzigen und zukünftigen Kinder!

Auch in der Gesetzgebung spiegeln sich diese Erkenntnisse mittlerweile: Du kannst dir seit Kurzem eine Geburtsbescheinigung beim Standesamt ausstellen lassen. Diese Bescheinigung ähnelt einer Geburtsurkunde und enthält Angaben wie den vorgesehenen Vor- und Familiennamen des Kindes, das Geschlecht, den Geburtstag und den

Geburtsort. Selbst wenn der Verlust schon Jahre zurückliegt, ist es möglich, dieses Dokument zu beantragen.
Vielen Paaren hilft das bei ihrer Verarbeitung und gibt dem Sternenkind eine offizielle Existenz.

Die drei Optionen im Vergleich

Mein Plan war es ursprünglich, die drei Vorgehensweisen sachlich vorzustellen, ohne eine zu bevorzugen. Beim Schreiben habe ich gemerkt, dass das an einigen Stellen nicht möglich ist. Der Grund dafür liegt in meiner persönlichen Erfahrung. Da ich beide Vorgehensweisen, also sowohl mehrere Kürettagen als auch eine kleine Geburt des toten Kindes, erlebt habe und gerade in dem natürlichen Prozess sehr viele Vorteile für mich und meinen Körper erkannte, werde ich dich an dieser persönlichen und ehrlichen Einschätzung teilhaben lassen. Dies ist jedoch keine generelle Handlungsempfehlung, es ist eher ein Teil meiner Geschichte.

Im Kapitel *Wie es ist, ein Kind zu verlieren* lasse ich dich sozusagen ungeschminkt und hautnah daran teilhaben, wie es für mich war, ein Sternenkind auf natürlichem Weg zur Welt zu bringen.

Vergleichen wir die drei Optionen miteinander, müssen wir zunächst einmal festhalten, dass zahlreiche internationale Studien bestätigen, dass weder das Infektionsrisiko noch das Risiko anderer Komplikationen bei abwartendem oder medikamentösem Vorgehen höher ist als bei einer Operation, also einer Kürettage. Zudem sind alle drei Methoden ähnlich geeignet. Deshalb sollte jede Frau über alle drei Methoden gleichwertig aufgeklärt werden, anstatt nur eine, nämlich in der Regel die Kürettage, genannt zu bekommen – noch dazu diejenige mit den bezüglich der weiteren Fruchtbarkeit höchsten Risiken. Die Operation ist zwar eine weniger zeitintensive Möglichkeit, doch diese Rechnung wird oft ohne die Psyche der Frau gemacht.

Während in vielen europäischen Ländern wie beispielsweise Frankreich oder den Beneluxstaaten kaum noch Ausschabungen durchgeführt werden, greifen Mediziner*innen in Deutschland immer noch am häufigsten zum Messer. Obwohl die Kürettage zahlreiche Risiken für Nebenwirkungen und Nachwirkungen birgt, erfolgt in der Regel kaum Aufklärung über mögliche Alternativen. Und das, obwohl Studien zeigen, dass ein Großteil der Frauen nach einer ausführlichen Beratung ein nicht-operatives Vorgehen bevorzugen würden.

TIPP

In akuten Stresssituationen kann man sich nicht konzentrieren und oft keine klaren Gedanken fassen. Zu viele Informationen über das weitere Vorgehen unmittelbar nach der Diagnose können daher nicht gut aufgenommen und verarbeitet werden.
Lass dir Zeit!
Du allein entscheidest, was für dich der richtige Weg ist. Ratsam ist es, zeitnah einen Folgetermin zu vereinbaren, zu dem dich vielleicht auch eine vertraute Person begleitet.

Operatives Vorgehen: Kürettage

Die Kürettage ist ein Routineeingriff, bei dem es nur selten zu schweren Komplikationen kommt. Der Eingriff ist planbar und wird ambulant durchgeführt, sodass man nach wenigen Stunden aus der Klinik entlassen wird. In seltenen Fällen, wie zum Beispiel bei instabilem Kreislauf, ist dieser Eingriff tatsächlich die einzig mögliche Option.

Die Routine der Ärzte kann eine sehr beruhigende Wirkung in dieser schweren Zeit sein. Ein Vorteil der Kürettage liegt zudem darin, dass man den Embryo auf mögliche genetische Ursachen für die Fehlgeburt untersuchen lassen kann.

Ablauf

Am OP-Tag musst du nüchtern erscheinen. Du erhältst ein Medikament, das den Muttermund weich macht, sodass dieser während der Operation leichter geöffnet werden kann. Ziel der Ausschabung ist die Ablösung des Embryos mitsamt der Plazenta von der Gebärmutter.

In den meisten Fällen wird der Eingriff unter Vollnarkose auf dem gynäkologischen Stuhl vorgenommen. Nach Einleitung der Narkose werden Scheide, Schamlippen und Oberschenkel desinfiziert. Zudem wird das Operationsfeld mit einem sterilen Tuch abgedeckt. Dann führt die Ärztin oder der Arzt das Spekulum, ein Instrument zum Aufspreizen, in die Vagina ein. Um in die Gebärmutterhöhle zu gelangen, wird der Muttermund geweitet, damit die Instrumente an die richtige Stelle in der Gebärmutter gelangen können. Je nach Methode wird der Embryo und das ihn schützende Gewebe nun entweder abgesaugt (Saugkürettage) oder die oberste Schicht der Gebärmutterschleimhaut abgetragen, bei der der Embryo mit abgeht (stumpfe Kürettage). Häufig wird eine Kombination aus beiden Methoden durchgeführt. Bis vor einigen Jahren gab es auch eine scharfe Kürettage, von der man wegen des hohen Unfruchtbarkeitsrisikos mittlerweile abgekommen ist.

Die Saugkürettage ist die schonendste und für die Gebärmutter am wenigsten belastende Operationsvariante, da der Embryo und das ihn umgebende Gewebe mithilfe eines dünnen Schlauches und einer Saugpumpe abgesaugt werden. Bei der stumpfen Kürettage wird hingegen die gesamte Gebärmutterhöhle mit einem löffelartigen Instrument, Kürette genannt, daher auch der Name, zirkulär ausgekratzt. Bei dieser Methode besteht das Risiko, dass zu tief abgeschabt und die Uterusschleimhaut verletzt wird. Diese Verletzungen können zu Vernarbungen führen, die eventuell die Einnistung eines Embryos in einer nächsten Schwangerschaft erschweren.

Der Embryo wird in der Regel im Klinikmüll entsorgt.

Ist der Eingriff vorüber, erfolgt nach einer kurzen Beobachtungszeit im Aufwachraum die Entlassung nach Hause. Nach ein paar Tagen steht ein Kontrolltermin beim Frauenarzt an.

Vorbereitung

Zur Kontrolle wird vor der Operation in der Regel eine Ultraschalluntersuchung durchgeführt. Im Vorgespräch wird der Ablauf ärztlicherseits genau erklärt. Es ist hilfreich, die eigenen Fragen zu notieren, um in der Aufregung keine zu vergessen. Zum Beispiel:

- Kann ich eine Saugkürettage anstatt einer stumpfen Kürettage erhalten?
- Wie läuft die Narkose ab?
- Kann ich ein Pflaster haben, das die Spritze bzw. den Zugang weniger schmerzhaft macht?
- Was geschieht nach der Kürettage mit meinem Sternenkind?
- Auf Wunsch: genetische Untersuchung des Embryos zur Ursachenabklärung der Fehlgeburt. Diese Analyse ist aber nur möglich, wenn die Gewebezersetzung nicht zu weit fortgeschritten ist.
- Kann ich den Embryo mit nach Hause nehmen?
- Da die Fruchtblase mit dem Embryo im Klinikmüll entsorgt wird, solltest du diesen Wunsch vor dem Eingriff ansprechen. Durch die Operationsmethode ist es jedoch in aller Regel nicht möglich, ihn als Ganzes aufzufangen, er wird ja abgesaugt oder ausgekratzt.
- Gibt es eine Sammelbestattung, der du dich anschließen kannst?

Wer sich vorher über den genauen Ablauf des Eingriffs erkundigt und mit dem Vorgehen nicht einverstanden ist, kann eine andere Klinik wählen. Ja, das ist aufwendig, aber: Gerade wenn weiterhin ein Kinderwunsch besteht, ist diese Zeit in ein achtsames Vorgehen gut investiert.

TIPP

Wichtig: Zögere nie, eine zweite Meinung einzuholen!

Risiken

Risiken sind zwar selten, doch haben diese eine enorme Tragweite für Frauen mit Kinderwunsch, da sie das Schwangerwerden erschweren oder sogar zu Unfruchtbarkeit führen können, besonders dann, wenn in der Vergangenheit bereits eine oder mehrere Kürettagen durchgeführt wurden.

Vernarbungen in der Gebärmutter – Asherman-Syndrom
Wird die Gebärmutter irgendwo zu tief verletzt, vernarbt sie. An dieser Stelle kann sich später eine befruchtete Eizelle nicht einnisten oder wenn doch, wird möglicherweise der Embryo während der Schwangerschaft schlechter versorgt, was zu einer Früh- oder Fehlgeburt führen kann.
In Studien belegt ist, dass insbesondere die Häufigkeit von Kürettagen mit der Anzahl von Fehlgeburten in Zusammenhang steht.

Muttermundschwäche
Unter Umständen kann es während der Kürettage aufgrund der starken Dehnung des Muttermundes zu Verletzungen des Gebärmutterhalses kommen. Das kann schwerwiegende Folgen nach sich ziehen: Bei einer erneuten Schwangerschaft kann es dann passieren, dass sich dein Muttermund zu früh öffnet, also eine Muttermundschwäche vorliegt, und du lange liegen musst. Schlimmstenfalls kann es zu einer erneuten Fehlgeburt oder zu einer Frühgeburt kommen.

Plazentaablösungsstörung bei einer Geburt
Das habe ich selbst erlebt: Nach der Geburt meines Sohnes ist ein Teil der Plazenta in der Gebärmutter verblieben und ich musste erneut kürettiert werden, also zum vierten Mal. Nach den Kürettagen davor war meine Gebärmutter einfach nicht mehr so geschmeidig und durch die Vernarbungen blieb ein kleiner Teil der Plazenta an meiner Gebärmutter haften.

Plazentareste nach Kürettage
In etwa einem Prozent der Fälle gehen bei einer Ausschabung Teile der Gebärmutter nicht ab. Dann muss eine zweite Kürettage durchgeführt werden.

<u>Veränderte Menstruation nach Ausschabung</u>

In den meisten Fällen kommt es nach einer Ausschabung zu einem veränderten Zyklus. Normalerweise wird die Gebärmutterschleimhaut im monatlichen Zyklus abgestoßen. Nach der Kürettage baut sich die Gebärmutterschleimhaut, sobald die Wundheilung abgeschlossen ist, nach und nach wieder auf. Eine verzögerte Menstruation ist demnach keinesfalls beunruhigend. Jedoch kann die erste Periode nach der Ausschabung oftmals stärker oder schwächer sein als die gewohnte Regelblutung. So können bei der ersten Menstruation nach der Ausschabung Gewebereste mit ausgestoßen werden und die Blutung kann besonders stark ausfallen. Allerdings sollte sich der Zyklus nach drei bis vier Monaten normalisiert haben.

Abwarten: Natürlicher Abgang

Bei der natürlichen Geburt wartet die Frau ab, bis der Körper den Embryo von allein ausstößt. In meiner Sprechstunde wurde ich häufig gefragt, ob der Körper das Baby im Laufe der Zeit einfach abbaut. Das ist nicht der Fall.

Eine Studie hat gezeigt, dass nach einer Wartezeit von 28 Tagen 84 Prozent der Patientinnen eine vollständige natürliche kleine Geburt hatten. Das Ergebnis ist dasselbe wie bei der Ausschabung, es dauert nur länger, aber es ist *natürlich* und das Kind ist in der Regel intakt. Du siehst, was deinen Körper verlässt. Das kann sehr heilsam oder auch unerwünscht sein.

Meist ist es so, dass Ärzt*innen selten so lange abwarten wollen und oft spätestens nach ein bis zwei Wochen eine OP empfehlen.

Wenn Komplikationen auftreten, zum Beispiel zu starke Blutungen, ein niedriger Hämoglobinwert oder selten eine Infektion, ist eine Operation allerdings unausweichlich. Zudem gibt es berechtigte Gründe, die gegen das abwartende Verhalten sprechen, wie zum Beispiel auch eine eingesetzte Spirale.

Sollte der Embryo nach einer längeren Wartezeit nicht von allein abgestoßen werden, kann später immer noch eine Kürettage durchgeführt werden.

Vorbereitung

Folgende Fragen sollten geklärt sein:

- Was soll mit dem Embryo nach dem Ausstoßen passieren?
- Wenn du ihn sehen möchtest, empfiehlt es sich, ihn aufzufangen. Die Fruchtblase ist prall elastisch – je nach Woche der Schwangerschaft ist es deutlich spürbar, wenn sie deinen Körper verlässt. Man kann den Embryo mithilfe eines Aufsatzes für die Toilette auffangen oder währenddessen in der Badewanne bleiben. Um den Blutverlust auszugleichen, empfiehlt es sich eventuell, nach ärztlicher Rücksprache, schon einige Zeit davor Eisenpräparate einzunehmen.
- Hol dir Schmerzmittel wie zum Beispiel Ibuprofen. Die Dosierung besprichst du am besten mit deinem behandelnden Arzt.
- In der Arztpraxis werden regelmäßig Ultraschallkontrollen durchgeführt und ggf. der Beta-HCG-Spiegel und Entzündungswerte kontrolliert.

Während der Wartezeit

In den folgenden Tagen und Wochen passiert in deinem Körper einiges. Der Muttermund bereitet sich darauf vor, das Sternenkind loszulassen, er wird weicher und öffnet sich langsam. Das Schwangerschaftshormon Beta-HCG sinkt kontinuierlich und Stück für Stück werden die Schwangerschaftssymptome wie Übelkeit, nächtlichem Harndrang und Müdigkeit weniger. So habe ich es auch erlebt.

Ich weiß aus eigener Erfahrung, dass die Wartezeit nicht einfach ist. In dieser Zeit wird dir sicherlich vieles durch den Kopf gehen. Meditationen und Achtsamkeitsübungen können dabei helfen, dich auf die kleine Geburt vorzubereiten und dein Kind zu begleiten und gehen zu lassen.

Ablauf

Meist kündigt sich die kleine Geburt mit Schmerzen und/oder Blutungen an. Vorbeugend können die empfohlenen Schmerzmittel eingenommen werden. Jetzt ist auch der richtige Zeitpunkt, um einen Notfallkontakt zu verständigen, damit du bei Kreislaufkomplikationen nicht allein bist. Oder eine Hebamme, falls du eine gefunden hast. Bei einer Fehlgeburt besteht ein gesetzlicher Anspruch auf die Vor- und Nachsorge durch eine Hebamme. Es kann unglaublich guttun, jemanden an seiner Seite zu haben.

Wenn der Muttermund ausreichend geöffnet ist, wird der Körper die Fruchthöhle ausstoßen, was von Frau zu Frau und von Woche zu Woche verschieden ist und bis zu 30 Minuten dauern kann. Während der Ausstoßung, also der eigentlichen Geburt des kleinen Embryos, können starke Blutungen und wehenartige Schmerzen auftreten. Wie heftig sie sind, das ist von Frau zu Frau verschieden. Du wirst vermutlich spüren, wenn die Fruchtblase deinen Körper verlässt.

Durch die Wehen wird ermöglicht, dass das Sternenkind in seiner Fruchthöhle intakt bleibt. In der 10. bis 12. Woche ist die Fruchtblase ungefähr so groß wie eine kleine Avocado. Als prall-weiche Blase, die mit Fruchtwasser gefüllt ist, umschließt sie das kleine Kind. Alles ist schon angelegt: die Augen, die Nase, die Hände und Füße.

Während der Austreibungsphase schüttet der Körper Endorphine, also Glückshormone aus. Sie wirken ähnlich wie Morphin, lindern Schmerzen und sorgen für ein angenehmes Gefühl.

Falls eine Blutung nach zwei Stunden nicht langsam abklingt, sondern weiter stark ist, sollte eine Klinik aufgesucht werden.

Als Richtwert kann gelten, dass eine Blutung bei einer natürlichen Geburt noch normal ist, auch wenn sie viel stärker ist als während der Menstruation und über etwa zwei Stunden anhält, wobei etwa acht große, saugfähige Binden durchgeblutet werden. Das Abbluten von Klumpen ist ungefährlich, erschreckt aber manche Frauen.

Sobald die Fruchtblase mit dem Embryo geboren ist, werden die Schmerzen nachlassen. Ein paar Tage können noch Blutungen bestehen – vergleichbar mit dem Wochenfluss bei einer großen Geburt. Diese sind aber in der Regel schmerzlos. Eine Kontrolle beim Arzt ist wichtig.

Risiken

- Möglicherweise langes Warten auf den Abgang.
- Es muss jemand dabei sein, gerade wenn es zu starker Blutung kommt.
- Ärztlicher Notfallkontakt muss bereitliegen.
- Termin nicht planbar: Manchmal kündigen Schmierblutungen den Abgang an, er kann aber auch unvorbereitet beginnen.
- Starker Blutverlust möglich: In seltenen Fällen ist die Blutung so stark, dass die Frau kollabiert und/oder eine Transfusion benötigt.
- Möglichkeit eines inkompletten Abgangs mit darauffolgender Kürettage. Deshalb sollte nach dem Gebären ärztlicherseits unbedingt kontrolliert werden, ob der Embryo wirklich mitsamt der Fruchtblase und Plazenta den Körper verlassen hat. Denn wenn etwas verblieben ist, es sich somit um eine inkomplette Fehlgeburt handelt, muss eine Kürettage durchgeführt werden. So etwas kommt allerdings selten vor.

Medikamentöses Vorgehen

Diese Option hat mir bei meinen Fehlgeburten niemand vorgeschlagen – dabei ist sie eine gute Lösung für alle Frauen, die eine natürliche Geburt wünschen, in deren Alltag diese Unplanbarkeit jedoch ein Problem darstellt und die dennoch die natürliche Geburt zu Hause in vertrauter Atmosphäre erleben möchten.

Zur Einleitung der Blutung wird nahezu weltweit Misoprostol angewandt, das zu Kontraktionen der Gebärmuttermuskulatur führt, sodass der Embryo ausgestoßen werden kann. Dieser Wirkstoff wird in Deutschland zwar für den Schwangerschaftsabbruch verwendet, ist aber nicht für Frauen zugelassen, deren Kind in einer frühen Schwangerschaftswoche gestorben ist. Dieses somit Off-Label-Medikament gibt es also für die verhaltene Fehlgeburt nicht auf Kassenrezept, man muss es selbst bezahlen. Außerdem hat der Arzt ein höheres Haftungsrisiko. Eine meiner Patientinnen hörte mal von einer Apothekerin: »Warum machen Sie nicht einfach eine Kürettage, die ist umsonst, statt dass Sie knapp dreihundert Euro abdrücken.«

Manchmal wird vor der Gabe von Misoprostol das Medikament Mifepriston, ebenfalls Off-Label, gegeben. Es bewirkt, dass sich der Embryo aus der Gebärmutter löst. Die gleichzeitige Gabe beider Medikamente verbessert den Erfolg der Therapie laut Studien nicht, kann jedoch die Nebenwirkungen erhöhen. Die meisten Leitlinien empfehlen daher ausschließlich Misoprostol vaginal oder als Schmelztablette.

Ablauf

Nach der Einnahme der Medikamente kommt es bei den meisten Frauen innerhalb von ein bis acht Stunden zu Blutungen und dann nach kurzer Zeit zur eigentlichen Ausstoßung. Bei 80–90 Prozent aller Frauen kann somit durch diese Methode eine Operation vermieden werden. Gerade wegen der Nebenwirkungen der Medikamente sollte eine Person die Geburt begleiten und zur Sicherheit ein ärztlicher Notfallkontakt vorhanden sein. Eine Kontrolle beim Arzt nach dem Abgang ist wichtig.

Risiken

Wenn diese Option für dich infrage kommt, wird dich deine medizinische Begleitperson umfassend aufklären und auch die Nebenwirkungen mit dir besprechen, die sich im Rahmen starker Medikamente bewegen, zum Beispiel Übelkeit, Erbrechen, Kopfschmerzen, Kreislauf- und Blutungsprobleme. Deshalb wird als prophylaktische Gabe ein Mittel gegen Schmerzen und Übelkeit verschrieben.

Es gibt Ärzt*innen, die die Einnahme in ihrer Praxis anbieten, zu Hause sollte wie beschrieben ein Notfallkontakt vorhanden sein.

Ist das zu Hause nicht viel zu riskant?

Viele Studien zum medikamentösen Schwangerschaftsabbruch – d. h. zum Schwangerschaftsabbruch eines lebendenden Kindes, der bis zu einer bestimmten Schwangerschaftswoche auch im häuslichen Umfeld durchgeführt wird – zeigen ein einheitliches Ergebnis: Die Blutung nach der Anwendung der Medikamente ist zu Hause gut beherrschbar und wird von den meisten Schwangeren auch einem Klinikaufenthalt vorgezogen. Dadurch dass die gleichen Medikamente angewandt werden, kann man die Ergebnisse durchaus auf die Situation bei einer frühen Fehlgeburt übertragen. Rätselhaft ist, warum das nicht ganz einfach getan wird.

Und die Psyche?

Schwanger. Damit verbinden viele Menschen pralle Fruchtbarkeit und strotzende Gesundheit. Doch nun wird die schwangere Frau auf einmal zur Patientin. Das ist oft ein ziemlicher Schock, vor allem, wenn man noch nie im Krankenhaus war.

Manche Frauen stecken eine Kürettage leicht weg, andere sind danach traumatisiert. Dabei geht es weniger um den Eingriff an sich, sondern um den Verlust des Kindes. Der Vorteil der Kürettage, dass sie so schnell durchgeführt werden kann, ist für viele Frauen gleichzeitig ein großer Nachteil.

Eine Kürettage sollte meiner Meinung nach gut überlegt sein, da sie durch die Vollnarkose nicht nur eine körperliche Belastung darstellt, sondern auch oft zu langfristigen psychologischen Problemen führt. Viele Ärzte sind sich dessen nicht bewusst. Doch was in Fachbüchern selten erwähnt wird, habe ich selbst erfahren: Irrtümlicherweise wird angenommen, dass eine Fehlgeburt in zwei Phasen verarbeitet wird: Nach der körperlichen Verarbeitung beginnt die seelische. Erst nach der vierten Fehlgeburt und dem natürlichen Abgang habe ich gemerkt, dass ich bei den Kürettagen seelisch immer hinterherhinke. In der Zeit danach war ich sehr traurig und hatte das Gefühl, dass meine Seele nicht mit der Realität mithalten konnte. Durch die schnelle Entfernung meines Kindes wurde bei mir ein stimmiger Verarbeitungsprozess verhindert. Zwischen der noch bestehenden Schwangerschaft, der Diagnose Fehlgeburt und der Kürettage vergingen jeweils nur zwei bis drei Tage. Der abrupte Wechsel von schwanger zu nicht schwanger ist sehr belastend, Stichwort Hormonsturz.

Nach den Kürettagen hatte ich immer ein Gefühl der Leere, als ob ich etwas verloren hätte. Anders nach meiner vierten Fehlgeburt auf natürliche

Weise. Hier hatte die Schwangerschaft einen Anfang und ein richtiges Ende mit der Geburt des Kindes.

Das *Nicht-mehr-schwanger-Sein* habe ich nach den Kürettagen krasser empfunden als nach meiner kleinen natürlichen Geburt. Körperlich war ich angeschlagen. Nach dem Eingriff habe ich lange Zeit noch geblutet, meine Periode pendelte sich über Monate nicht ein und war dann übermäßig stark, sodass es im Job manchmal ein Wettrennen zur Toilette gab, um einen Tampon zu wechseln. Nach dem natürlichen Abgang erlebte ich diese Problematik nicht: Ich fühlte mich psychisch gut, ruhig und gefasst und körperlich ging es mir sehr gut.

Direkt nachdem der Embryo meinen Körper verlassen hatte, überflutete mich ein Hochgefühl. *Ich habe es geschafft!* Und als ich dieses kleine menschliche Wesen in meiner Hand betrachtete, erfüllte es mich mit Stolz, Ehrfurcht, Demut und Dankbarkeit. Ich versöhnte mich mit meinem Körper, auf den ich zwischendurch nicht gut zu sprechen gewesen war.

Tatsächlich bildet der Körper während der Austreibungsphase Endorphine, diese wirken ähnlich wie Morphin schmerzlindernd und lösen einen rauschartigen Zustand aus. Im Vergleich zur Geburt meines Sohnes sicher nicht so intensiv, aber intensiv genug, um davon *getragen* zu werden.

Zweifellos ist eine natürliche Geburt eines toten Kindes vor der zwölften Woche nicht für jede Frau die richtige Wahl – aber jede Frau sollte wissen, dass es diese Möglichkeit gibt und welche Vorteile sie hat in Bezug auf die Verarbeitung des Verlustes und die Stärkung des eigenen Körpergefühls.

Vorteile
- Es ist ein natürlicher Vorgang, der vom Körper selbst initiiert und gesteuert wird.
- Warten als Chance: Ein wichtiger Schritt auf dem Weg zur Verarbeitung.
- Kann zu Hause in vertrauter Umgebung stattfinden.
- Selbstwirksamkeit: Die Frau hat selbst entschieden und trotz des Wartens eher das Gefühl, die Abläufe in der eigenen Hand zu haben. Dadurch, dass

mein Körper die Frucht aktiv abgestoßen hat, war für mich auch ein Ende da.

- Bewusster Prozess: Längerer Zeitraum, das Kind zu begleiten und die Trauer zu verarbeiten. Ich hatte damals das Gefühl, meinen seelischen Schmerz durch einen körperlichen Schmerz ergänzen zu können. Das klingt vielleicht merkwürdig, aber mir hat das sehr geholfen, den Verlust zu verarbeiten.
- Körper und Psyche in Einklang: Für meine Trauerarbeit hat mir das bewusste physische Erleben dieser kleinen Geburt geholfen. Sinnbildlich zeigte mir mein Körper mit dem Ende der Blutung: So, jetzt ist es vorbei. Das konnte ich seelisch besser annehmen und für mich stimmiger verarbeiten als bei den Kürettagen.
- Stärkt das Vertrauen in den eigenen Körper: Das spätere Erleben dieser natürlichen Geburt unterstützte mich während der Geburt meines Sohnes, da manches doch ähnlich ablief.

Checkliste für deine Entscheidung

Diese Aufzählung gibt nur eine Orientierung und ersetzt kein ärztliches Gespräch.

Operation: Kürettage

Besonderheiten:

- etwa bis zur 12. Woche möglich, danach erfolgt in der Klinik die medikamentöse Einleitung einer natürlichen Geburt

Dauer:

- Eingriff 10–20 Minuten, gesamter Klinikaufenthalt 4–5 Stunden

Erfolgschancen:

- 99 %

<u>Vorteile:</u>

- ambulanter Eingriff
- unter ärztlicher Aufsicht
- planbar und nahezu jederzeit möglich
- keine Wehenschmerzen

<u>Nachteile:</u>

- in etwa ein Prozent der Fälle ist eine zweite Kürettage nötig
- Risiko der Narkose
- Risiko für Komplikationen, die zu Unfruchtbarkeit, Fehl- oder Frühgeburten führen können

Abwarten einer natürlichen Geburt

<u>Dauer:</u>

- bis zu 9 Wochen

<u>Erfolgschancen:</u>

- 91 %

<u>Vorteile:</u>

- natürlicher Vorgang
- planbar, z. B. zu Hause in vertrauter Umgebung durchführbar
- schonender als Kürettage für den Körper und die Gebärmutter
- bewusstes Erleben der Geburt, Selbstwirksamkeit und Warten als Chance zur Trauerverarbeitung
- kann das Vertrauen in den eigenen Körper stärken

<u>Nachteile:</u>

- starke Wehenschmerzen möglich
- möglicherweise langes Warten auf den Abgang
- Abgang nicht planbar
- starker Blutverlust möglich
- eventuell Kürettage bei inkomplettem Abgang

Medikamentöses Einleiten der natürlichen Geburt

Dauer:

* 1–8 Stunden

Erfolgschancen:

* 80–90 %

Vorteile:

* weitgehend natürlicher Vorgang
* planbar, z. B. zu Hause in vertrauter Umgebung durchführbar
* schonender als Kürettage für den Körper und die Gebärmutter
* bewusstes Erleben der Geburt, Selbstwirksamkeit
* kann das Vertrauen in den eigenen Körper stärken

Nachteile:

* starke Wehenschmerzen möglich
* verschreibungspflichtige Medikamente im Off-Label-Gebrauch mit zum Teil sehr starken Nebenwirkungen (z. B. Übelkeit, Kreislaufprobleme, Kopfschmerzen, Durchfall)
* starker Blutverlust möglich
* eventuell Kürettage bei inkomplettem Abgang

6. WIE ES IST, EIN KIND ZU VERLIEREN – MEINE GESCHICHTE

Triggerwarnung: Sensible Inhalte!

Wenn du das Gefühl hast, dass dieser Inhalt zu intensiv für dich sein könnte, überspringe ihn oder bereite dich darauf vor, dass er starke Emotionen in dir auslösen kann.

Sommer 2019: Zwei Jahre nach meiner dritten Fehlgeburt halte ich zum vierten Mal einen positiven Schwangerschaftstest in der Hand. Ich fühle mich wie träumend. Immerhin liegen bereits drei Ausschabungen hinter mir. Das ist zwar ein minimaler Eingriff, der innerhalb von zehn Minuten erledigt ist, aber die Gebärmutterschleimhaut sieht das oft anders. Die OP kann unter anderem Vernarbungen hinterlassen, die es einem befruchteten Ei erschweren, sich in der Gebärmutter einzunisten. So bin ich überglücklich und dankbar. Diesmal soll, muss alles anders verlaufen. *Bitte, bitte!*

Mein Körper zeigt mir, dass er wieder bereit ist für dieses Abenteuer. Und ich auch. Am liebsten würde ich immer wieder die Hände auf meinen Bauch legen und das kleine Wesen, das in mir heranwächst, von außen beschützen. Denn schwanger werden ist nicht mein Thema, sondern schwanger zu bleiben. Durch meine Erlebnisse mit meinen vorangegangenen Verlusten versuche ich, vernünftig zu sein und meine Vorfreude in Grenzen zu halten. Auch Oliver reagiert trotz seiner Freude nüchtern: »Wir müssen erst zum Ultraschall«, sagt er.

Seit meiner dritten Fehlgeburt ist Angst nicht nur meine, sondern auch seine heimliche, aber ständige Begleiterin. So sehr wünsche ich mir, ihm diese Sorgen zu nehmen und unser Kind zur Welt zu bringen. Er wäre so gern

Vater. Dennoch macht er mir keinen Druck: »Wenn es nichts wird, dann ist es eben so.«

»Ja«, sage ich, während alles in mir schreit: *Bitte, bitte, bitte liebes Kind, komm zur Welt!*

Guter Hoffnung

Die Terminfrage, für die andere Paare keine Minute des Nachdenkens benötigen, bedrückt uns beide. Einerseits kann ich es kaum erwarten, den Beweis meiner Schwangerschaft auf den schwarz-weißen Bildern eines Monitors dokumentiert zu sehen. Gleichzeitig will ich nichts von diesem Ultraschalltermin wissen, der Fakten schaffen könnte, die ich kaum ertragen würde, weil ich es so sehr genieße, von guter Hoffnung und Freude erfüllt zu sein. »Lass uns lieber noch ein bisschen warten«, bitte ich meinen Mann. Einen kleinen Aufschub, mehr will ich gar nicht.

Oliver nimmt mich fest in den Arm. Ich schließe die Augen und gebe mich diesem Moment der Geborgenheit hin, atme ihn tief ein, zu unserem Kind. Und dann verhalte ich mich *normal*.

Ich kümmere mich als Erstes um eine Hebamme. Wie in jeder anderen Großstadt ist es auch in Frankfurt äußerst schwierig, eine Hebamme zur Schwangerenvorsorge zu bekommen. Doch das Glück ist auf meiner Seite und ich finde eine erfahrene Hebamme, so nett und herzlich, dass ich am Telefon sofort Vertrauen zu ihr fasse. »Am besten, Sie melden sich nach der zwölften Schwangerschaftswoche wieder bei mir«, schlägt sie vor. »Dann machen wir einen Termin aus, damit wir uns persönlich kennenlernen.«

Die siebte Schwangerschaftswoche bricht an. Jetzt wird es aber Zeit für den Ultraschall! Randvoll mit Angst gehe ich hin, Oliver an meiner Seite. Während ich mich auf den gynäkologischen Stuhl setze, drückt mir dieses Ausgeliefertsein fast die Luft ab. Die Minuten der völligen Anspannung, ich werde sie aushalten müssen, bis die Untersuchung Klarheit bringt. Was wird der Arzt sagen? Herzlichen Glückwunsch oder Es tut mir leid? Ich klammere beide Hände um die Außenkante des Stuhls, um während dieser emotionalen

Achterbahnfahrt nicht umzukippen. Ich starre auf einen Picasso-Druck an der Wand. Fünf kleine Strichzeichnungen nebeneinander in einem Rahmen: Flamingo, Pferd, Hund, Pinguin, Spatz. Das Bild steht auch bei mir zu Hause auf der Kommode. Ein gutes Omen? Ich fixiere den Pinguin, spüre den Ultraschallkopf, während mein Gynäkologe konzentriert auf den Monitor schaut. Dann nickt er mir zu. »Das Herz schlägt.«

Meines bleibt fast stehen und springt dann stolpernd in die Höhe, bis zum Hals. Will sich gar nicht mehr beruhigen.

Der Arzt, der meine Leidensgeschichte kennt, sagt noch mehrmals »Alles normal. Alles unauffällig. Alles gut.« Ich sauge diese Worte in mich auf. Auch zum Schluss wiederholt er es noch einmal und bittet uns lächelnd: »Kommen Sie in zwei Wochen wieder.«

»Ja«, strahlt Oliver.

Hand in Hand verlassen wir die Praxis.

Enthofft

In den vierzehn Tagen bis zum zweiten Ultraschalltermin vermeide ich jeden Stress. Ich packe mich so richtig in Watte, gehe am Waldrand spazieren und sitze gern in einer schattigen Ecke unseres Gartens. Geborgen vom Grün der großen Magnolie und der üppigen Pfingstrosen hänge ich meinen Gedanken nach. Wie bei den vorherigen Schwangerschaften ist mir unentwegt übel, eigentlich kann ich mich an kaum einen Moment erinnern, in dem mir nicht schlecht ist. Aber ansonsten fühle ich mich gut, und das herrliche Wetter scheint meine Stimmung widerzuspiegeln: Frühsommertage, wie man sie sich schöner kaum vorstellen kann.

Neunte Woche, der zweite Ultraschalltermin. Auf dem Weg in die Praxis kriecht die altbekannte Angst in mir hoch, auch Oliver ist mehr als nervös. Wir reden nur das Nötigste, stellen das Auto irgendwo ab, betreten die Praxis. Wieder nehme ich zur Ultraschalluntersuchung Platz, wieder blickt der Frauenarzt konzentriert auf seinen Monitor. Während der Untersuchung den ständig wechselnden grau schattierten Konturen auf dem Monitor zu folgen, habe ich mir schon vor Jahren abgewöhnt. Zwar bin ich Fachärztin für Humangenetik und keine Gynäkologin, doch ob das Herz des Kindes schlägt oder nicht, kann ich rasch erkennen. Davon abgesehen schallen die Ärzte in kritischen Situationen länger, sehr viel länger, obschon ihnen längst klar ist, dass etwas nicht stimmt. Es ist, als suchten sie nach den richtigen Worten, wie sie es der Patientin am schonendsten beibringen können. So ist die Dauer der Untersuchung in gewisser Weise bereits eine Antwort. Ich versuche, möglichst ruhig zu atmen, und fixiere abermals den Picasso. Flamingo, Pferd, Hund, Pinguin, Spatz. Nicht auf den Monitor schauen. Bloß nicht auf den Monitor schauen! Noch ein wenig den geliebten Gedanken auskosten, dass mit dem Baby alles in Ordnung ist.

Der Gynäkologe stellt den Ultraschallkopf in seiner Halterung ab. Er sagt etwas, das ich nicht sofort verstehe. Schallwellen, die sich zu Worten formen. Ich löse meine Augen vom Picasso und sehe den Arzt an.

»Leider ist kein Herzschlag mehr festzustellen. Es tut mir leid.«

Man hört es. Man versteht es. Aber die Seele kommt nicht hinterher. Wie bei jedem Ultraschall sitzt Oliver in Sichtweite. Ich blicke ihn an. Er wünscht sich so sehr ein Kind, das weiß ich. Er streckt seine Hand nach mir aus, doch ich weiche zurück. Ich bewege mich wie ein Roboter, stehe auf, ziehe mich an, jede Bewegung ein mechanischer Handlungsablauf, mein Körper losgelöst von meinen Gedanken. Auf sonderbare Weise bin ich völlig gefasst, im Gegensatz zu Oliver, in dem plötzlich Wut aufsteigt. »Warum denn schon wieder!«, bricht es aus ihm heraus. »Wir haben doch sämtliche Abklärungen gemacht! Es hieß, alles ist in Ordnung bei uns!«

Der Arzt nimmt sich Zeit. Mehrfach lässt Oliver sich erklären, warum *das* passiert ist. Seine Augen glänzen vor Tränen. So verzweifelt habe ich ihn noch nie erlebt. Ich will nur raus. Weg. Wohin? Das weiß ich nicht. Es gibt keinen Ort auf der Welt, an den ich fliehen könnte vor dieser entsetzlichen Wahrheit: Kein Herzschlag.

»Lassen Sie uns noch ein wenig reden«, lädt der Arzt uns ein und deutet auf die beiden Stühle vor seinem Schreibtisch. Ich möchte nicht unhöflich sein und setze mich. Ich fühle mich entsetzlich, auch weil ich keine Kraft habe, Oliver wegen meiner Unfähigkeit, das Kind zu behalten, zu trösten. Ich weiß, dass dieser Gedanke falsch ist. Doch er nistet sich in mir ein, genau an der Stelle, an der unser Kind wachsen und gedeihen sollte.

Ruhig und ohne Eile eröffnet der Frauenarzt das Gespräch. »Frau und Herr Lehmann, es tut mir von Herzen leid. Schlimm, was Sie jetzt aushalten müssen.« Er macht eine kurze Pause und fährt fort: »Ich möchte jetzt ein Thema ansprechen, das Sie erst mal auf sich wirken lassen sollten«, beginnt er vorsichtig. »Sie haben jetzt drei Kürettagen hinter sich und ich weiß, dass Sie sich möglicherweise auch nach dieser Schwangerschaft erneut für ein Kind entscheiden werden. Die Abklärungen bei Ihnen beiden waren ja alle unauffällig. Daher möchte ich Ihnen eine bestimmte Überlegung nahebringen und Sie fragen, was Sie davon halten.«

Ich nicke, gleichermaßen anwesend wie abwesend. Keine Ahnung, was jetzt kommen wird, aber es muss etwas Wichtiges sein, so wie der Arzt es einleitet. Vermutlich wird er uns final mitteilen, dass wir es nie wieder versuchen sollen. Oliver drückt meine Hand. Das tut gut. Ich erwidere den Druck.

»Eine Kürettage ist kein wirklich großer Eingriff«, fährt der Arzt fort, »dennoch gibt es bestimmte Risiken bei dieser Operation. Das wissen Sie ja. Als Spätfolge kann es zu Verwachsungen und Verklebungen der Gebärmutterschleimhaut kommen und das kann bei weiteren Schwangerschaften Probleme bereiten. Man nennt das Asherman-Syndrom. Diese Verwachsungen kann man zwar lösen, aber das erfordert mehrere operative Eingriffe in Spezialpraxen. Bei einer Kürettage wird zudem der Gebärmutterhals stark gedehnt, was bei nachfolgenden Schwangerschaften zu einer Muttermundschwäche führen kann. Und das wiederum erhöht das Risiko einer Früh- oder Fehlgeburt.«

Ich nicke und verstehe nicht, worauf der Arzt hinauswill. Denn eine Kürettage schien bislang mehr oder weniger unausweichlich. Überweisung in die Klinik, schnellstmöglich die Kürettage und nach einer kurzen Krankschreibung Rückkehr zum normalen Leben. Das ist nun einmal der klassische Dreierschritt, wenn in einer deutschen gynäkologischen Praxis festgestellt wird, dass das Kind im Mutterleib vor der zwölften Woche verstorben ist. Ich nicke wieder, immer noch ohne große Emotionen, und erwarte nichts Neues, doch darin täusche ich mich, denn der Arzt eröffnet uns: »Es gibt auch die Möglichkeit, dass Sie das Kind auf natürlichem Wege abgehen lassen.«

Fragend schaue ich ihn an.

Er erklärt: »Ich würde regelmäßige Untersuchungen machen, um sicherzugehen, dass alles normal verläuft. Dass sich der Embryo in der Gebärmutter entzündet und Sie sozusagen vergiftet, brauchen Sie nicht zu befürchten, das gibt es nur in Ausnahmefällen und es ist eher ein Mythos.«

Oliver und ich wechseln einen Blick. In seinen Augen kann ich nicht lesen, was er dazu meint, noch immer schimmern sie feucht.

»Natürlich ist das allein Ihre Entscheidung«, fährt der Arzt fort. »Sie können selbstverständlich wieder eine Kürettage durchführen lassen.« Er sagt das so, als wäre das von jeher meine Idee gewesen, mein Wunsch. Dabei hat er es mir doch vorgeschlagen. Er hat mir die Überweisungsscheine in die Hand gedrückt. Irgendetwas ist jetzt anders. Ich spüre, dass ihm dieses Gespräch ein Anliegen ist. Er schaut mich intensiv an: »Bitte überlegen Sie gemeinsam mit Ihrem Partner, ob diese andere Option eine für Sie wäre. Und lassen Sie sich Zeit für die Entscheidung. Es besteht kein Anlass zur Eile.«

Den verspüre ich auch nicht. Während ich beim ersten Mal so schnell wie möglich alles hinter mich bringen wollte, befinde ich mich nun in einer Art Schockstarre. *Guter Hoffnung*, so lautete noch vor wenigen Minuten mein Status. Wenn das Kind in meinem Bauch nicht mehr lebt, was bin ich dann? Schlechter Hoffnung? Ohne Hoffnung?

Wir fahren nach Hause. Schweigend. Was sollen wir noch sagen? Das Urteil ist gefällt. Wieder kein Baby, wieder kein Kind. Wieder eine verhaltene Fehlgeburt. Missed abortion, wie man es nennt, wenn der Embryo im Mutterleib stirbt, aber nicht ausgestoßen wird. Und was ist mit mir? Ich fühle mich auch ausgestoßen: aus meinem Sehnsuchtsort, dem Kreis der werdenden Mütter.

Mutterseelen allein

Zu Hause setze ich mich an den Computer und beginne zu recherchieren. Ich suche nach Erfahrungsberichten von Betroffenen, durchforste wissenschaftliche Artikel zum Thema. Was genau sind die Nachteile einer Kürettage, was die Vorteile eines spontanen Abgangs? Leider finde ich kaum Material, das mir in meiner konkreten Situation helfen könnte. In Deutschland rollt bei einer frühen Fehlgeburt nahezu automatisch die Maschinerie der Kürettage an. Sie gilt als standardisierte Vorgehensweise, die das gewünschte Ergebnis verlässlich erbringt: eine von jeglichem fetalen Gewebe bereinigte Gebärmutter. Eine Kürettage ist planbar, geht schnell und kann via Gebührenordnung für Ärzte (GOÄ) so eindeutig wie unzweifelhaft abgerechnet werden. In der GOÄ wird die Kürettage unter der Ziffer 1104 so beschrieben: *Ausschabung und/oder Absaugung der Gebärmutterhöhle einschließlich Ausschabung des Gebärmutterhalses – gegebenenfalls auch mit Probeexzision aus Gebärmutterhals und/oder Muttermund und/oder Vaginalwand sowie gegebenenfalls einschließlich Entfernung eines oder mehrerer Polypen.* Für diese Leistung sieht der Abrechnungsregelsatz etwas weniger als 100 Euro vor. Konkreter geht es nicht. Betrachtet man dagegen den Weg eines natürlichen Abgangs, also lässt man der Natur ihren Lauf, bekommt man es mit einer Gleichung mit mehreren Unbekannten zu tun. Kalkulierbar ist darin gar nichts – in der GOÄ taucht dieser Vorgang nicht einmal auf.

Ich google kreuz und quer, versuche nun herauszufinden, wie Fehlgeburten bei Naturvölkern gehandhabt wurden und werden. Die Vorstellung, dass mangels medizinischer Möglichkeiten das frühe Ende einer Schwangerschaft nur auf dem natürlichen Weg ihren Ausgang finden kann, liegt nahe. Doch auf die Schnelle finde ich keinen Bericht, keine im Netz veröffentlichte Studie. Eine sehr konkrete Information allerdings ist nicht zu überlesen: In den Beneluxstaaten, der Schweiz und Skandinavien scheint ein natürlicher Abgang bei einer verhaltenen Fehlgeburt eine gängige Sache zu sein. Mehr noch, in den meisten europäischen Ländern ist nicht die Kürettage, sondern der natürliche Abgang das übliche Vorgehen.

Wie kann das sein? Wie kommt es, dass Deutschland in dieser Frage eine derartige Außenseiterposition besetzt? Und warum weiß ich das nicht? Ich bin immerhin Ärztin!

So intensiv ich auch suche, auf keiner deutschen Seite finde ich eine Person vom Fach, bei der ich nachlesen kann, wie ein natürlicher Abgang abläuft. Was ist hier los? Kann es sein, dass ich auf ein Tabu gestoßen bin?

Schließlich entdecke ich in einem Artikel der ZEIT ein Statement von Heribert Kentenich, damals Chefarzt der DRK-Frauenklinik Westend in Berlin: *Es ist von der Natur so gut eingerichtet, dass es auch ohne Operation geht. Würde das nicht funktionieren, hätte die Menschheit erst gar nicht überlebt.*

Diese Aussage elektrisiert mich. Der Kollege hat recht. Aber wieso ist das nicht allgemein bekannt? Wieso weiß das offenbar niemand bei uns oder nur wenige? Wieso wird das gehandelt wie ein Insidertipp? Und was bedeutet das alles konkret für mich? Ich rufe meine Hebamme an und berichte ihr niedergeschlagen, dass bei meinem Kind keine Herzaktivität mehr zu erkennen ist. Mitfühlend beruhigt sie mich. Fehlgeburten kämen häufig vor, ich solle mir nicht so viele Gedanken machen. Dann entsteht eine längere, unangenehme Pause, in der ich zu spüren glaube, dass sie innerlich auf Abstand geht. Sie verabschiedet sich dann sehr schnell: »Kopf hoch, beim nächsten Mal klappt es sicher.«

»Ja, bestimmt«, sage ich, was man dann eben so sagt. Unser Kontakt ist unterbrochen. So wie mir gerade vieles wegbricht.

»Melden Sie sich einfach in der nächsten Schwangerschaft wieder«, schlägt die Hebamme vor.

»Ja, das mache ich«, sage ich wie eine Aufziehpuppe. In diesem Moment weiß ich noch nicht, dass Hebammen auch Frauen und Paare während einer Fehlgeburt begleiten können, dass Frauen bei einer Fehlgeburt sogar Anspruch auf die Betreuung einer Hebamme haben, und mehr noch, dass es tatsächlich Hebammen gibt, die sich auf Fehlgeburten spezialisiert haben. Ich finde mich damit ab, dass ich aus dem Kundinnenkreis dieser Hebamme gefallen bin; durch mein … Versagen?

Heute weiß ich, dass zahlreiche Hebammen die Betreuung einer Frau mit Fehlgeburt nicht so gerne übernehmen. Das ist keine so schöne Begleitung, als wenn am Ende ein gesundes Kind auf die Welt gebracht wird. Frauen mit normalem Schwangerschaftsverlauf gibt es genug, warum soll man sich da so einen Trauerfall ans Bein binden? Ich finde diese Haltung nachvollziehbar, aber ich glaube, wenn mehr über Fehlgeburten bekannt wäre, gäbe es auch weniger Berührungsängste. Wir haben vor allem Angst vor dem Unbekannten, Fremden.

Da uns dieses Schicksal innerhalb der ersten zwölf Wochen ereilt, sind Oliver und ich nun auf uns allein gestellt. Niemand scheint für uns zuständig zu sein. Eine Woche vergeht. Wieder ein Termin beim Gynäkologen. »Alles in Ordnung«, teilt er uns mit, nachdem er den Laborbericht mit meinen Blutwerten betrachtet hat. Diese Auskunft mag medizinisch gesehen ihre Berechtigung haben, in meinen Ohren klingt sie fast zynisch. Nichts ist in Ordnung!

»Wenn ich mich für den natürlichen Abgang entscheide, wie lange wird es dauern, bis der Embryo herauskommt?«, frage ich den Arzt. »Was sind Ihre Erfahrungen?«

»Tja«, seufzt er und öffnet die Arme mit nach oben zeigenden Handflächen wie ein Priester. »Die Wahrheit ist, dass ich noch nie eine Patientin oder ein Paar durch diesen Prozess begleitet habe.«

Irritiert wechseln Oliver und ich einen Blick.

»Es ist einfach so«, beginnt der Arzt, »dass man dafür Geduld braucht. Und wer hat die heutzutage schon? Sie müssen sich darauf einstellen, dass der natürliche Weg ein paar Wochen dauern kann, schätzungsweise drei bis vier. Dem Ultraschallbild nach zu urteilen, wird es möglicherweise stark bluten und schmerzhaft sein; es kann auch viel Gewebe abgehen.«

»Deshalb also entscheiden sich so wenige Frauen dafür?«, fragt Oliver.

Der Arzt zuckt mit den Schultern »Meiner Meinung nach ist es eher so, dass der Wunsch besteht, die Sache schnell hinter sich zu bringen. Persönlich bin ich der Meinung, dass das nicht unbedingt der beste Weg ist. Davon abgesehen würde eine Kürettage bei Ihrer Frau die vierte sein und das ist bei einem noch immer bestehenden Kinderwunsch ...«

Ich nicke.

»... für eine weitere Schwangerschaft ein risikoreicher Eingriff. Ein natürlicher Abgang birgt diese Risiken nicht.«

Ich spüre, dass ich diesem Arzt vertraue. Fast bin ich überzeugt. Ich frage: »Merke ich es, wenn es dann losgeht? Kündigt sich das irgendwie an? Es wäre für mich unvorstellbar, wenn ich zum Beispiel gerade bei einem Vortrag vor Leuten stehe. Oder in der Sprechstunde bin. Also kann ich das irgendwie planen?«

»Das lässt sich im Voraus nicht genau sagen«, antwortet er. »Meist beginnt eine Fehlgeburt damit, dass sich einige Stunden zuvor schon der Muttermund öffnet. Es gibt aber auch Fälle, in denen geht es plötzlich los, ohne dass der Körper die Frau vorwarnt. Eine genauere Prognose kann ich Ihnen leider nicht geben.«

Heute frage ich mich, warum der Frauenarzt uns nicht darüber aufklärte, dass man einen Abgang beschleunigen und somit auch planbarer machen kann, indem man mit Medikamenten nachhilft. Aber vielleicht bedeutet natürlicher Abgang für ihn reine Natur, ich weiß es nicht.

Zu Hause mache ich mich ein zweites Mal im Internet auf die Suche. Es kann doch nicht sein, dass niemand für jemanden wie mich zuständig ist. Dass niemand etwas Genaues weiß. Dass es keine Berichte von Betroffenen gibt. Es handelt sich schließlich nicht um eine seltene Erkrankung, sondern um ein totes Kind innerhalb der ersten zwölf Wochen, also um einen sehr häufigen Fall. Aber offensichtlich dominiert auch im Internet die technisierte Medizin.

Das übliche Vorgehen, Kürettagen als Standardverfahren einzusetzen, hat dazu geführt, dass kaum eine Frau, sei sie nun Ärztin, Hebamme oder Patientin, sich noch auskennt mit dem natürlichen Ende einer frühen Schwangerschaft. Das historische Wissen ist verloren gegangen und damit auch ein Teil des ureigenen weiblichen Selbstvertrauens: dass nämlich Frauen aus sich selbst heraus wissen, welche Weisheit in ihrem Körper steckt, welche Wunder er zu vollbringen vermag. Ich bin Medizinerin mit Leib und Seele, ja, aber wie kann es sein, dass Frauen das kollektive Wissen um einen natürlichen körperlichen Vorgang, der sich täglich tausendfach auf der Welt ereignet, abhandengekommen ist? Ich bin fassungslos.

In einem großen britischen Selbsthilfeforum werde ich endlich fündig. Eine Betroffene schildert, womit bei einem natürlichen Abgang zu rechnen ist: starke Schmerzen, fast wehenartige Krämpfe, heftige Blutungen. Ich lese mir alles zweimal durch und treffe dann meine Entscheidung: Diese vierte Fehlgeburt möchte ich anders abschließen als die vorangegangenen! Ich entscheide mich gegen eine Kürettage. Ich vertraue meinem Körper.

Bis er – oder ich – endlich bereit ist, mein kleines Sternenkind loszulassen, vergehen acht Wochen. In diesen Wochen halte ich ganz normal meine Sprechstunden ab, arbeite wie immer in der Klinik. Und übel ist mir nach wie vor, zu jeder Tages- und Nachtzeit. Der Körper einer schwangeren Frau unterscheidet nicht, ob das Kind im Bauch lebt oder nicht. Biologisch ist er auf schwanger eingestellt, deswegen läuft das gesamte Programm der Begleiterscheinungen ab. Ich bin müde, erschöpft, mir ist schlecht. Ich hangle mich von Tag zu Tag und hoffe, dass es bald überstanden ist.

Das Schwierigste in dieser Zeit ist, nicht zu wissen, wann es passieren wird. Die Frage *Wann geht es los?* ist jene eine Frage, die zwischen Oliver und mir zu jeder Stunde präsent ist. Wie ein unsichtbarer Elefant steht sie im Raum, mittags, abends, vor dem Einschlafen. Oliver hat in dieser Zeit des Wartens vielleicht noch mehr Angst als ich, die Situation setzt ihm gewaltig zu. Dennoch ist er immer für mich da. Fast jeden Abend reden wir. Doch geprägt von den Schwierigkeiten in meiner ersten Partnerschaft, die an Stress und Überforderung durch zwei Fehlgeburten zugrunde gegangen ist, bin ich bei Oliver nun eher vorsichtig. Vielleicht möchte ich unsere Beziehung schützen. So gibt es Gedanken und Gefühle, an denen ich meinen Mann nicht teilhaben lasse. Die Schockstarre, in die wir nach der Diagnose gefallen sind, lähmt uns weiterhin.

Als Paar ziehen wir uns aus dem Leben zurück. Rückzug aus der Welt, Rückzug in unser Haus mit dem sonnigen verwilderten Garten und den Schmetterlingen. Wir sind um jeden Tag froh, den wir hinter uns bringen. Jeder Tag, an dem wir unser Leben einigermaßen hinbekommen, ist gleichzeitig ein Tag, an dem wir innerlich nicht zusammengebrochen sind. Nichts davon tragen wir nach außen. Unsere Gefühle bleiben im Verborgenen, wir kapseln uns von der Außenwelt ab. Keine Verabredungen mit Freunden, keine Grillabende, keine Cafébesuche.

»Was ist denn mit euch los?«

»Wir haben beide gerade total Stress im Job. Urlaubsvertretung und so weiter. Das dauert noch eine Weile.«

Für die Dauer dieser acht Wochen leben wir in einer Parallelwelt, deren Wände schallgedämpft scheinen. Keine Verbindung nach außen. Innerhalb unseres isolierten Universums jedoch liegen wir uns immer wieder in den Armen und sprechen uns Mut zu.

Heute denke ich: Hätte mich damals jemand begleitet, hätte ich professionelle Unterstützung erhalten von einer Person, die sich mit natürlichen Abgängen von Fehlgeburten auskennt – wie viel leichter wäre es für mich gewesen. Ich hätte mich auch besser auf das Bevorstehende vorbereiten können, nicht nur in emotionaler Hinsicht, sondern auch in rein praktischen Fragen. Doch was fragt man seinen Arzt, wenn man nicht weiß, was relevant sein könnte? Mir fehlte es schon an den grundsätzlichen Informationen: Was sollte man beachten, wenn der nicht mehr lebende Embryo abgeht? Was ist die mildeste Form bei einem solchen Abgang, welches die schwerste? Wie schmerzhaft ist der natürliche Abgang, welche Medikamente sollte man zu Hause haben? Mit welcher Blutungsstärke ist zu rechnen? Reichen normale Binden aus? Und warum, verdammt, gibt es niemanden, der für mich zuständig ist? Warum meidet mich sogar meine Hebamme? Ich fühle mich sehr allein und bin es irgendwie nicht, aber ich will Oliver meinen Schmerz nicht zumuten.

Selbstzerfleischung

Wochenlang einen toten Embryo in mir zu tragen, kommt mir an manchen Tagen sehr befremdlich, fast skurril vor. Dennoch erscheint es mir richtig, abzuwarten. Ich zweifle nicht an meiner Entscheidung. Ich will die Zeit nutzen, um nachzudenken: über mein Leben, meinen Kinderwunsch, meine Zukunft. Ich glaube, es gibt Schicksale, die uns einfach widerfahren. Wir können nichts dafür. Mein Schicksal ist weder gerecht noch ungerecht, es ist weder Prüfung noch Fluch – es ist, wie es ist.

Aber warum ich? Warum gehöre ausgerechnet ich zu dem einen Prozent Frauen, die mehr als drei Fehlgeburten erleiden? Darauf gibt es nur eine Antwort: Warum *nicht* ich? Statistik ist emotionslos und knallhart, Statistik interessiert sich nicht für menschliche Schicksale, Statistik wählt nicht. Die Frau, die es trifft, ist eben die eine Frau aus hundert. Und nirgendwo existiert ein schriftlicher Pakt mit dem Schicksal, dass ich ein Kind bekommen werde wie Millionen andere Frauen auch. Die Tatsache einer Fehlgeburt ist an sich neutral, sie ist ein Fakt. Erst mit der eigenen Interpretation entsteht die Bewertung. Sich mit dem Gedanken *Ich will aber, dass es anders ist* zu martern, kostet Unmengen Energie, und sobald man auch nur beginnt, mit dem Schicksal zu hadern, zieht man den Kürzeren.

Ich stecke mittendrin – in meiner neuen und unheimlichen Realität des Wartens. Warten darauf, dass mein Körper mein kleines Baby loslassen kann. Warten auf den endgültigen Abschied von einer Schwangerschaft, die existiert, aber kein Leben mehr in sich trägt. Der Schmerz, wieder und wieder den Verlust eines kleinen, zerbrechlichen Wesens im eigenen Körper zu erleben, lässt sich kaum in Worte fassen. Wie teilt man das mit, wie beschreibt man das, zumal wenn es sich wiederholt?

Hinzu kommen bittere, quälende Selbstvorwürfe. Obwohl ich Ärztin bin und es besser wissen sollte, gehe ich hart mit mir selbst ins Gericht. Unzählige Dinge werfe ich mir vor: den zweiten Kaffee am Morgen, aus rein egoistischen Motiven getrunken. Der Spaziergang rund um die Pferdekoppel, der mutmaßlich ein paar Schritte zu weit war. Die Auseinandersetzung mit einer Kollegin, die mich vielleicht zu sehr aufgeregt hat. Ich projiziere meine Wut auf meinen Körper: Warum kann er nicht einfach so funktionieren, wie ich es will? Ich sehe ihn mehr und mehr als Gegner: fehlerhaft, ein Stümper, Vollversager. Pure Selbstzerfleischung.

Gleichzeitig stehe ich neben mir, beobachte das alles und denke: *Ich sollte mir dafür nicht die Schuld geben.* Und will es mir merken, damit ich meine Patientinnen besser verstehe. Vielleicht sollte ich diese Wochen als Lehrgang in Sachen Einfühlsamkeit in der Medizin verbuchen? *Nein, Caroline, es ist die Realität. Und sie ist bitter und tut unendlich weh.*

Meine Grübeleien bringen keinen Grund für die Fehlgeburt ans Licht, zumal ich mich ja bei jeder Schwangerschaft in Watte gepackt hatte. Zu viel Watte? Hätte ich nur eine einzige Ursache für das mysteriöse Abgehen meiner Kinder konkret benennen können, es wäre mir leichter gefallen, zu verstehen, was nicht zu verstehen war. Deshalb werde ich mich in einem späteren Kapitel auch damit befassen. Wissen hilft!

Stattdessen verliere ich mich zunehmend in einem Gedankenstrudel der Negativität in dem verzweifelten Versuch, mir die Kontrolle über mein Leben zurückzuholen. Warum bekommt mein Körper das seit Millionen von Jahren automatisch ablaufende Evolutionsprogramm Schwangerschaft nicht hin? Bedeutet das nicht zwingend, dass nur ich schuld daran sein kann? Offenbar stimmt etwas mit meinen Eizellen nicht. Vielleicht stimmt etwas mit mir nicht?

Acht lange Wochen versuche ich, das emotionale Durcheinander in mir aufzuräumen, wissend, dass jetzt der Zeitpunkt gekommen ist, um mich den großen Fragen des Lebens zu stellen und seinen Sinn für mich vielleicht sogar neu zu definieren. Dass ich innerlich gerade völlig unfrei bin, dass meine Gefühle mich in einem Gefängnis festhalten, ist mir bewusst. Doch wie und wo verläuft er, der Weg, auf dem ich meine Freiheit wiedererlange? Wohin will ich gehen in diesem Leben? Was will ich erreichen? Warum will ich so dringend und unbedingt Kinder bekommen?

Aus den ersten existenziellen Fragen an mich selbst erwachsen die nächsten: Wer bin ich mit einem Kind, wer bin ich ohne? Was ist mir mein Leben wert? Und meine Beziehung? Bin ich auch ohne ein Kind vollständig? Ich prüfe mich selbst ohne Nachsicht oder Milde: Ist es tatsächlich so, dass mich erst ein Kind zu einer richtigen Frau macht? Und wie geht die Gesellschaft mit Müttern und Nichtmüttern um? Welchen Klischees sitze ich vielleicht auf? Wäre mein Leben wirklich scheußlich, wenn ich niemals Mutter werden würde? Sind Frauen ohne Kinder Egoistinnen? Inwiefern möchte ich auch wegen Oliver unbedingt ein Kind? Was ist der Unterschied zwischen einem Paar und einem Elternpaar? Ist man verpflichtet, Enkel zu liefern? Warum nicht ein Kind adoptieren? Das habe ich noch nie gegoogelt. Es kommt mir vor wie ein Aufgeben. Was genau glaube ich aufzugeben, wenn ich kein Kind bekomme? Einen innigen Wunsch? Ein biologisches Programm? Mich selbst?

Abends nach Dienstschluss gehe ich häufig in den Botanischen Garten, gleich neben dem Heidelberger Universitätsklinikum. Es gibt dort einen uralten knorrigen Baum, in dessen schattiger Gesellschaft ich gern nachdenke, vor und zurück und im Kreis und manchmal blitzt eine neue Möglichkeit auf. *Wie geht es mit mir und Oliver weiter, wenn wir keine Familie gründen können?*, frage ich mich und den Baum. Kinder gehören einfach dazu, davon bin ich zu jener Zeit fest überzeugt.

Aber wer sein ganzes Glück auf ein Kind projiziert, kann sich bald in einer fatalen Lage wiederfinden: Was, wenn dieses Kind, das für das eigene Glück so dringend benötigt wird, nicht kommt?

Ich schaue die Bäume um mich herum an, viele sind hoch und alt, sie haben es geschafft. Doch unzählige Bäume schaffen es nicht, bleiben im Dunklen, erreichen das Licht nie. Aber sie bereiten einen guten Boden für die anderen.

Ich lehne mich an den warmen starken Stamm meines Baumes und schaue in den Himmel, von dem ich nur ein kleines Stück sehen kann, so dicht ist die Baumkrone. Ein Kind kann mein Leben nicht vollständig machen. Das kann nur ich selbst. An mir selbst liegt es. Von Anfang an und immer. Diese Verantwortung anzunehmen ist manchmal verdammt schwer.

Es gibt viele Situationen im Leben, in die wir schuldlos hineinschlittern. Wir können nichts dafür. Aber wir haben es stets in der Hand, wie wir damit umgehen. Die aktive Entscheidung, wie wir auf eine aktuelle Situation reagieren, ob wir uns daran abarbeiten, ob wir hadern, verzweifeln, in die Stille der inneren Reflexion gehen – wir haben die Wahl, immerhin das steht uns frei. Wer will ich also sein, jetzt in diesem Moment, in Zukunft? Wie will ich sein? Es geht nicht darum, abzuhaken oder gar gutzuheißen, dass ich vier Kinder verloren habe, die in mir nur wenige Wochen leben durften. Es geht darum, aus diesem enormen inneren Konflikt herauszukommen, aus diesem Kerker der Gefühle, in dem ich die Dinge nicht akzeptieren will, wie sie nun einmal sind. Es geht um Transformation. Um die Wandlung des Haderns, der peinigenden Selbstvorwürfe. Frieden mit mir selbst will ich schließen.

Der Weg aus der Angst führt durch die Angst hindurch

Ich tue, was ich kann. Jeden Tag mache ich mir weniger Vorwürfe, dass mein Körper es nicht schafft, ein Kind in mir heranwachsen zu lassen. Ich werte mich nicht mehr ab, verachte meinen Körper nicht mehr für sein Scheitern. Ich will ihn annehmen, so wie eine liebevolle Mutter ihr Kind annimmt. Ich beginne, meinen Körper zu unterstützen, wo ich nur kann, und versuche, fürsorglich mit mir selbst umzugehen, mir ganz bewusst Gutes zu tun. Kleine Dinge, die sich aber summieren: ein Bad nehmen, Oliver umarmen und eine Weile im gleichen Rhythmus atmen. Einen Spaziergang machen, ganz im Hier und Jetzt, statt wie früher gedanklich in Gefühle der Schuld und Wut abzurutschen. Die Kraft genießen, die auf fast magische Weise aus dieser extremen Situation in mir entsteht. Dieses Mal soll das Ende der Schwangerschaft anders sein als nur aus Angst und Traurigkeit, dieses Mal will ich es anders erleben. Ich möchte mein kleines Kind bewusst noch eine Weile begleiten, mir Zeit geben, noch ein wenig mit ihm sein.

Heute denke ich, dass mir der körperliche Akt des Loslassens beziehungsweise des Begleitens geholfen hat, den Verlust meines Kindes zu verarbeiten. Mehr noch, ich wollte bewusst durch den körperlichen Schmerz gehen, der mir vermutlich bevorstand – als Vervollständigung des emotionalen Schmerzes, der mich ohnehin ausfüllte. Dieses Mal wollte ich nicht die Augen schließen und durch. Ich wollte den Prozess des körperlichen Verlustes meines Kindes bewusst durchleben, ohne auch nur eine einzige Facette auszulassen oder zu vermeiden. Der Weg aus der Angst heraus führt mich mitten durch die Angst.

Mit der Zeit fühle ich mich immer kraftvoller und stärker. Ich schöpfe Hoffnung, vertraue meinem Körper, lasse mich von ihm tragen und spüre mehr und mehr: Er wird das Bevorstehende schaffen. Er wird wissen, wann der richtige Zeitpunkt gekommen ist, das kleine Kind in mir loszulassen; er wird wissen, was er zu tun hat. Ich kann mich auf ihn verlassen, er wird alles regeln und er wird es gut machen. So wie vielleicht auch mein liebes Sternenkind in mir nicht bekannten Dimensionen alles geregelt und auf seine Art und Weise gut gemacht hat.

So lebe ich von Tag zu Tag, von Woche zu Woche, mein Sternenkind in mir begleitend. Ein Stück innere Freiheit, endlich. Ganz in Ruhe meinen eigenen Weg gehen: Es sagt sich so leicht. Und braucht so viel. Mein Kind in meinem Bauch lebt nicht mehr. Doch es ist da, in mir, und ich nehme es einfach an, als das, was es ist: Ein winziges Wesen, das für einige Wochen ein Teil von mir gewesen ist.

Ich lasse Revue passieren, was wir in diesen Wochen gemeinsam geschafft haben. Wie nach der Verschmelzung einer Ei- und Samenzelle und unendlichen vielen Wundern am 22. Tag das kleine Herz zu schlagen begann. Ich habe diesen Moment nicht gespürt. Und auch nicht den des letzten Herzschlages. Doch diese Reise haben wir zusammen unternommen, du mein liebes Sternenkind und ich. Jetzt bist du allein weitergezogen. Ein bisschen Gepäck hast du noch zurückgelassen in mir. Es hat nichts mit meinem Gefühl zu dir zu tun. Dein letzter Gruß wird mich verlassen auf einem guten Weg. Niemand wird ihn aus mir herausoperieren oder reißen. Was danach kommt? Daran will ich nicht denken. Erst einmal dieses Unbekannte überstehen, das mich jederzeit *überfallen* kann.

Das belastet mich ein wenig, denn ich gehe täglich zur Arbeit. Für andere Frauen mag es besser sein, mit einer Krankschreibung zu Hause zu bleiben. Mir würde dort die Decke auf den Kopf fallen, so gern ich sonst zu Hause bin. Außerdem brauchen mich meine Patientinnen. Sie geben mir Kraft, weil sie oft Ähnliches wie ich erlebt haben. Im unmittelbaren Kontakt mit meinen Patientinnen empfinde ich meine Realität als nicht mehr ganz so absurd. Besonders die Sprechstunden zu unerfülltem Kinderwunsch und Fehlgeburten empfinde ich als sehr heilsam. Sie tragen mich durch diese schwere Zeit – und dafür bin ich jeder einzelnen Frau noch immer von Herzen dankbar.

Einige von ihnen habe ich nie vergessen. So erinnere ich mich an eine junge Patientin in meiner Kinderwunsch-Sprechstunde: eine kluge, sehr wortgewandte, elegante und zudem noch hochattraktive Juristin. Als sie zu mir in die Sprechstunde kam, brach die gesamte Tragik des unerfüllten Kinderwunsches förmlich aus ihr heraus: »Frau Dr. Lehmann, bei mir lief bisher alles perfekt. Ich habe ein Einser-Jura-Examen. Ich habe meinen absoluten Traummann gefunden. Ich habe einen Traumjob und ein Topgehalt. Und jetzt kriege ich mit meinem Mann kein Kind. Seit Jahren!« Leise und mit Tränen in den Augen fügte sie hinzu: »Und glauben Sie mir, ich würde alles, was ich besitze, für ein Kind hergeben.«

Ja, genau so ist das. Ein nicht erfüllter Kinderwunsch kann Menschen nicht nur in eine Lebenskrise stürzen, er kann alles infrage stellen. Auch bei einer anderen, noch sehr jungen Patientin spürte ich diese tiefe Not. Sie kam mit ihrem Partner für eine genetische Abklärung zu mir in die Sprechstunde. In der siebten Woche schwanger, hatte sie beim Frauenarzt erlebt, wie jede Hoffnung auf ein Baby zunichtegemacht wurde: Fehlgeburt, kein Herzschlag beim Kind. Diese Diagnose teilten wir miteinander, ohne dass sie es wissen konnte. Ich erzählte ihr, wie häufig Fehlgeburten seien und dass man deren Ursache auf verschiedene Weise abklären könne. Ein Teil dieser Abklärung sehe eine genetische Diagnostik vor.

Aufgeregt, wie sie war, fiel sie mir ins Wort: »Okay, jetzt nehmen wir mal an, dass die genetische Abklärung und alles andere unauffällig ist. Kriege ich dann ein Kind?« Die Frage aller Fragen.

So hart es war, ich konnte ihr nur mit der Wahrheit helfen, die meine eigene war: »Die genetische Abklärung kann unauffällig sein, die gynäkologische Untersuchung ebenfalls. Und trotzdem können wir Ihnen nicht garantieren, dass Sie nicht noch mal eine Fehlgeburt erleiden werden.«

Sie schluckte, sah mir in die Augen und sagte: »Wenn ich noch mal eine Fehlgeburt erleiden muss, dann bringe ich mich um. Das schaffe ich nicht noch einmal.«

Nichts an ihren Worten schockierte mich, denn ich konnte sie verstehen. Eine Fehlgeburt, mehrere Fehlgeburten – das ist nicht nur eine schwierige Situation. Es ist eine abgrundtiefe Lebenskrise. Wie vielleicht niemals zuvor im Leben stellt die Kinderwunschzeit uns Menschen vor große Herausforderungen, egal ob wir nun beschließen, Kinder zu bekommen, oder nicht. Hätte diese junge Patientin gewusst, dass ich gerade eine Fehlgeburt erlitten habe, die vierte, dass ich zudem das verstorbene Kind in mir trug – es wäre vermutlich emotional zu viel für sie gewesen.

Was sich verändert hatte: Bei Interesse, also wenn mich meine Patientinnen nach den medizinischen Möglichkeiten bei einer Fehlgeburt fragten, informierte ich sie nun auch über den natürlichen Abgang. Auf den ich selbst noch immer wartete, und er ließ sich Zeit. Offenbar ist bei mir immer alles ein bisschen dramatischer, denn mit acht Wochen von der Diagnose der Fehlgeburt bis zum Ende gehöre ich eher zu den extremeren Fällen. Doch der Weg muss passen – auch in den jeweiligen Trauerprozess der Frau. Er muss stimmig sein. Für manche Frauen ist eine Kürettage mit ihrem klaren, schnellen Vorgang schlicht der bessere Weg.

Hormonchaos

So wie die Zeit des Kinderwunsches und eben auch die Zeit einer Fehlgeburt alle Lebensbereiche prägt, so drückt sie auch der Partnerschaft einen ganz speziellen Stempel auf. Die langen Wochen, in denen das Kind zwar noch in meinem Bauch, aber nicht mehr am Leben ist, rütteln auch Oliver emotional durch. Er fragt mich häufig, wie ich mich fühle, wie es mir geht. Nach wie vor rauschen Schwangerschaftshormone durch meinen Blutkreislauf. Und ich bin nicht nur körperlich, sondern auch emotional noch immer schwanger, fühle mich irgendwie als Mama, verantwortlich für dieses Kind. Ungeachtet dessen, wie groß, klein oder auch wie gesund der Embryo im Bauch ist, lässt die Macht der Hormone die meisten schwangeren Frauen denken und fühlen wie eine Mutter. In einer Schwangerschaft sind wir gerade am Anfang oft sensibler und verletzlicher als in anderen Lebensphasen. Was auch immer sich ereignet: Ich reagiere darauf empfindsamer, als Oliver mich normalerweise kennt. Über solche Begleiterscheinungen hat mich mein Gynäkologe nicht informiert. Manchmal komme ich mir vor wie meine eigene Probandin. Ich merke mir alles, was mir auffällt, um eventuell andere Frauen darauf vorzubereiten.

Wieder ist eine Woche vorüber, wieder kontrolliert der Frauenarzt, ob auch keine Entzündung vorliegt, ob der Beta-HCG-Wert sinkt und ob der Muttermund weicher wird. Ich durchlaufe die größte Krise meines Lebens, in der ich meinem ureigenen weiblichen Schmerz begegne. Meine äußere Realität und mein inneres Leben sind weit voneinander entfernt. Immer neue existenzielle Fragen tauchen auf und lösen einander ab, oft von überwältigenden Emotionen begleitet: Will ich zu viel? Bin ich rücksichtslos meinem Partner gegenüber? Beute ich meinen Körper aus? Denn der zeigt mir zum nunmehr vierten Mal, dass ich es nicht schaffe, ein Kind auszutragen. Oder er es nicht schafft. Ich oder er? Warum ist alles so kompliziert?

Versöhnung

Wann immer ich in diesem Sommer anderen Schwangeren begegne, wird mir die Absurdität solcher alltäglicher Situationen bewusst. Dort die Frau im achten Monat, förmlich strotzend vor Fruchtbarkeit und Lebensglück, hier die Frau aus der Parallelwelt, mit einem toten Kind im Bauch, das ihr Körper aber Woche um Woche festhält. Schritt für Schritt komme ich mir in diesen endlos langen Wochen selbst auf die Spur. Schritt für Schritt führt mich die innere Reise, die ich mit der ersten Frage *Was soll ich tun?* angetreten habe, zu einer Versöhnung mit mir selbst. Ich reise in Gedanken zurück in meine Vergangenheit, bis in meine eigene Kindheit. Eines Tages merke ich, dass das unablässige Hadern leiser wird, dann verstummen die Stimmen der Abwertung und Herabsetzung. Und schließlich kehrt Ruhe ein. Es wird still in mir. Federleichte, versöhnte Stille.

»Sie ruhen so in sich«, stellt eine Patientin fest und macht mir damit eine Freude.

Eine andere erzählt mir nach ihrer Fehlgeburt: »Lieber diese Fehlgeburt erlebt haben, als nie schwanger geworden zu sein.« Ich frage nach und sie erklärt mir: »Selbst wenn ich nie Kinder bekommen sollte … allein, dass ich diese Schwangerschaft erleben durfte und auch meinen Körper spüren konnte, wie er sich veränderte, wie sich damit mein ganzes Denken veränderte, das werde ich nie vergessen! Sich mal als Mama gefühlt zu haben!«

Viermal habe ich mich selbst als Mama gefühlt. Aber ab dem zweiten Mal war es kein unbeschwertes, freies Gefühl. Immer war es mit der Angst verbunden, dieses zerbrechliche Glück zu verlieren.

Die Patientin möchte wissen: »Frau Dr. Lehmann, zu Ihnen kommen doch so viele Frauen zur genetischen Abklärung, die vielleicht nie Kinder kriegen können. Was fühlt man als Frau, wenn man gar nicht schwanger wird, obwohl man es so gern möchte?«

»Das weiß ich nicht«, antworte ich wahrheitsgemäß. Schwanger zu werden war nie mein Problem. Aber schwanger zu bleiben schon. Die Frage der Patientin inspiriert mich, weil ihr das Gefühl, schwanger zu sein, nicht nur grundsätzliche Zuversicht, sondern auch Vertrauen in ihren Körper schenkte. Ich selbst kann nur erahnen, was Frauen durchmachen, die nicht schwanger werden können.

Am Ende geht es auch hier darum, den eigenen Weg in seinem eigenen Schicksal zu finden. Ich kenne Frauen, die niemals schwanger wurden, aber die entschiedene Haltung vertreten, noch Glück zu haben angesichts des Schmerzes jener Frauen, die eine Fehlgeburt erleben. Nein, das Schicksal ist nicht gerecht. Sobald wir anfangen, Schicksale zu vergleichen oder aufzurechnen, wer die größere Last trägt, fügen wir uns nur noch mehr Schaden zu.

Aus der Reihe tanzen

Die Zeit mit dem verstorbenen Embryo in meinem Bauch zieht sich hin. Warten, arbeiten, überleben im Paralleluniversum. Eines Abends zu recht später Stunde setzt eine schwache Blutung ein. So erleichtert ich auch bin, dass das Warten nun ein Ende hat, so nervös bin ich auch. Oliver ist bei einem beruflichen Termin und geht nicht ans Handy. Meine Unruhe verwandelt sich in konkrete Angst. Ich blute, habe aber keine Schmerzen. Ist das normal?

In meiner Not rufe ich in der gynäkologischen Notaufnahme einer örtlichen Klinik an und bitte um Hilfe. Dort leitet man mich in den im Kreißsaal weiter. Aufgewühlt berichte ich der diensthabenden Hebamme von meiner Fehlgeburt, vom Abwarten des natürlichen Abgangs und der aktuellen Blutung. »Was kann ich tun?«, frage ich sie, »was würden Sie mir raten?«

Wider Erwarten pralle ich förmlich gegen eine Wand. »Wissen Sie eigentlich, wie viele Geburten wir gerade haben? Hier ist die Hölle los!«, raunzt die Hebamme mich am Telefon an. »Warum haben Sie denn keine Kürettage machen lassen, wie das normal ist?«

Unter ihren Vorwürfen verschlägt es mir für einen Moment die Sprache. Dass eine frühe Fehlgeburt kein akuter Notfall ist, dass die Geburt eines Kindes Priorität hat, liegt auf der Hand. Aus meiner Zeit in der Inneren Medizin weiß ich selbst, wie kräfte- und nervenzehrend lange Dienste im Krankenhaus sind. Mit einem unentwegt klingelnden Diensthandy von Patient zu Patientin zu rennen, das ist purer Stress und ständiges Arbeiten am Limit. Vermutlich hätte die Hebamme unter besseren Bedingungen weniger schroff reagiert, doch in dieser Situation so harsch abgewiesen zu werden, nimmt mir den letzten Rest innerer Gelassenheit. Nervös laufe ich im Haus herum, von der Küche ins Wohnzimmer, vom Wohnzimmer zurück in die Küche und wieder von vorne. Was tun?

Die Angst siegt. Ein zweites Mal wähle ich die Nummer der gynäkologischen Ambulanz, noch verunsicherter als zuvor. Leider treffe ich auf die gleiche Hebamme. »Warum machen Sie Ihr Problem zu meinem Problem?«, erwidert sie kalt auf die Wiederholung meiner Frage, was ich tun soll. Schließlich besinnt sie sich doch und sagt in gönnerhaftem Ton: »Dann kommen Sie eben vorbei, aber wir können heute nicht viel für Sie tun. Morgen wird dann wahrscheinlich eine Kürettage gemacht.«

Fassungslos beende ich das Gespräch. Es ist kein Ammenmärchen, es ist wirklich so: In unserem Gesundheitssystem fallen Frauen bei einer Fehlgeburt durchs Raster. Kürettage scheint nach wie vor die Antwort auf alles zu sein. Ich werde mich auf keinen Fall in die Hände dieser unfreundlichen Hebamme begeben, beschließe ich und spüre neue Zuversicht. *Ich, nein, wir,* sage ich in Gedanken, *haben es bis hierhin geschafft, also schaffen wir auch den Rest.* Wir. Das sind zuerst mein Sternenkind und ich, dann sperrt Oliver die Wohnungstür auf. Seine Anwesenheit beruhigt mich.

Einige Stunden später kommt die Blutung von selbst zum Stillstand. Es sieht so aus, als wäre es falscher Alarm gewesen.

Und wieder habe ich meinen wöchentlichen Termin beim Frauenarzt, der mich, meine Blutwerte und die nicht mehr vitale Schwangerschaft untersucht. Wann immer ich in die Praxis trete, spüre ich einen Anflug von Scham. Was denken die Sprechstundenhilfen von mir? Ich bin ein Sonderfall – die aus der Reihe tanzende Ärztin, die wochenlang auf einen natürlichen Abgang wartet, statt den bewährten, normalen Weg der Kürettage einzuschlagen.

Nach der körperlichen Untersuchung verkündet mein Arzt: »Alles in Ordnung.« Mein Bauch ist weich, es liegen keine Entzündungswerte vor und bis auf die Schwangerschaftsübelkeit, die von Woche zu Woche ein wenig nachlässt, habe ich keine Beschwerden. Soweit also kein Anlass zur Sorge.

Doch wissend, dass *es* jederzeit passieren kann, ist die Zeit geprägt von großer Unsicherheit. Manchmal sehe ich mich im Spiegel an, betrachte mich von außen, fühle mich seltsam. Ich sehe eine Frau mit langen hellbraunen Haaren, die mir vertraut und fremd zugleich erscheint. Eine Frau, die ihren Alltag bewältigt, die sich bemüht, dass keiner merkt, dass sie trauert und Angst hat. Eine Frau, die für ihre Patientinnen da sein will und gleichzeitig bangt, was sie wohl erwartet, wenn ihr Körper den Embryo ausstößt. Dieses kleine Wesen, dem sie sich so nah und verbunden fühlt.

Noch immer bin ich sehr mit mir selbst beschäftigt. Die Einkehr nach innen hält an, doch nicht mehr auf so existenzielle Weise. Es geht nicht mehr um Sein oder Nichtsein, sondern um ein positives friedvolles Warten. Zu keinem Zeitpunkt komme ich auf die Idee, den von mir gewählten Weg zu verlassen. Mein Frauenarzt macht mir weiterhin Mut, Geduld zu haben und meinem Körper das Kommando zu überlassen. Die regelmäßigen Besuche in seiner Praxis tun mir gut. Mittlerweile sind sieben Wochen vergangen. Sieben Wochen mit einem nicht mehr lebenden kleinen Kind im Bauch. Der Beta-HCG-Wert sinkt langsam, aber beständig.

Allmählich werde ich ungeduldig. Ich bin die Warterei leid! Körper und Seele arbeiteten harmonisch zusammen: Je mehr der Beta-HCG-Wert, der das Signal für eine Schwangerschaft gibt, sinkt, desto mehr spüre ich auf einer unbewussten Ebene, dass es Zeit für meinen Körper ist, das kleine Wesen gehen zu lassen.

Die achte Woche bricht an. Ich will nun wirklich nicht mehr. Ich bin genervt, gereizt, ungeduldig. Abends gehe ich früh ins Bett, am nächsten Tag ist wieder Sprechstunde. Obwohl ich dringlich ersehne, dass es bald losgeht, trifft es mich dann doch völlig überraschend.

Die kleine Geburt

Mitten in der Nacht reißt mich ein schneidender Unterleibskrampf aus dem Schlaf. Es ist zwei Uhr. Eine so gewaltige Übelkeit überkommt mich, dass ich mich im Bett krümme. Blut und Gewebe gehen in großer Menge ab, während sich alle dreißig Sekunden ein wehenartiger Schmerz durch meinen Unterleib wälzt.

Oliver ist an meiner Seite, hilft mir liebevoll ins Badezimmer und nimmt mich fest in seine Arme. Wir teilen eine tiefe Nähe und Vertrautheit, Intimität, die mich heute noch sehr berührt, wenn ich mich daran erinnere. Wären die Umstände nicht so traurig, wäre dies eine Sternstunde … nun, in gewisser Weise ist es eine.

Die Blutung ist stark. Gewebebrocken fließen aus mir heraus, dicke Klumpen geronnenen Blutes. Es ist wahrlich eine Geburt. Ich vertraute auf meinen Körper, dass er alles richtig machen wird. Der Blutverlust ist so stark, dass mir kurz schwindlig wird und ich vorsichtshalber meinen Blutdruck und Puls kontrolliere. »Wenn ich ohnmächtig werde, hol einen Krankenwagen«, bat ich Oliver.

Niemals hätte ich mit so starken Wehen gerechnet, niemals mit so viel Blut. Auch die Schmerzen treffen mich unerwartet. Weshalb hat mein Frauenarzt mich nicht auf so einen Ablauf vorbereitet? Hätte ich doch nur Schmerzmittel im Haus! Ich bin fassungslos, dass anscheinend weder Hebammen noch andere medizinische Fachleute bei uns spezifisches Wissen über einen natürlichen Abgang haben, also ihre Patientinnen nicht konkret vorbereiten können, obwohl es ein völlig natürlicher Vorgang ist, den ein Frauenkörper vermutlich seit Hunderttausenden von Jahren zu bewältigen imstande ist. Aber wir haben es vergessen …

Die Blutung dauert bereits über zwei Stunden, als ich spüre, wie sich mein Unterleib erneut zusammenzieht und endlich die Fruchtblase mit dem Baby ausstößt. Das, worauf ich so lange gewartet habe. Und dennoch zögere ich. Es zu berühren, kostet mich jeden Mut, den ich gerade aufbringen kann. Dann halte ich den kleinen Embryo, dessen Herzschlag vor acht Wochen aussetzte, in meiner Hand. Die Fruchthöhle ist noch warm, prall und elastisch, und mittendrin, wie schlafend, das kleine Etwas, das ich so lange nicht loslassen konnte. Oder wir beide konnten es nicht.

Jetzt ist mein Kind da. Der Embryo ist so groß wie eine Walnuss und in seiner Eihülle genau zu erkennen. Ich kann ihn ansehen, ohne von Trauer und Tränen überwältigt zu werden. Im Gegenteil, in diesen Minuten verschmelzen Vergangenheit, Gegenwart und Zukunft zu einem Moment schier unglaublicher Präsenz. Eine Intensität als stehe die Zeit still. Ich fühle mich unendlich kraftvoll – es ist geschafft und vorbei. Erfüllt von einem tiefen Gefühl für das kleine Würmchen in meiner Hand, für das, was gerade passiert ist, steigt Euphorie in mir hoch. Was mein Körper da geleistet hat! Ein solches Gefühl hatte ich noch nie zuvor. Es ist, als sei ich ganz neu bei mir selbst angekommen.

Plötzlich tauchen vor meinem inneren Auge Bilder der Föten auf, die ich während meiner Klinikzeit in Heidelberg untersucht habe. Ich erinnere mich an den liebevollen Umgang mit den kleinen verstorbenen Wesen, die nie einen eigenen Atemzug machen durften. Und auch heute noch, nach Tausenden von Gesprächen mit Patientinnen und Kolleg*innen aus Gynäkologie und Humangenetik, kann ich mich erinnern, dass die Untersuchung von Embryos und Föten zu den respektvollsten und achtsamsten Tätigkeiten in meiner beruflichen Laufbahn gehörte. Bei der Untersuchung ging es unter anderem darum, nach Fehlbildungen im Gesicht oder am Körper zu schauen, die auf eine genetische Ursache für sein frühzeitiges Gehen schließen ließen. Gelegentlich wurde auch ein Röntgenbild veranlasst. Alle Sternenkinder wurden von den Hebammen auf Station liebevoll angezogen, sie trugen winzige selbst genähte Jäckchen und Strickmützchen auf dem Kopf. Die Kleineren waren in fein gewebte Tüchlein gehüllt. Ich machte Bilder von ihnen für die Klinikakte, denn häufig kam das Paar später zur Befundbesprechung in meine Sprechstunde. Dann konnten sie die Fotos von ihrem verstorbenen Kind ansehen. Wir achteten bei der Untersuchung gewissenhaft auf eine schöne Unterlage, auf saubere Kleider, jedes Detail. Diese Untersuchungen gingen an uns allen nicht spurlos vorbei. Nahezu andächtig entkleidete ich die kleinen Wesen, entnahm Material für eine genetische Analyse, meist aus der Nabelschnur, schrieb den Befund, telefonierte manchmal auch mit den Kolleg*innen aus der Gynäkologie, die die Frau betreuten. Dann zog ich den kleinen Fötus wieder an und legte ihn in seine weiche Box. Schließlich wurde auch die zarte Schleife am Mützchen wieder gebunden. Ein letzter kleiner Liebesdienst, bevor der kleine Fötus in die Pathologie weiterreiste. Bei jedem Handgriff war mir bewusst, dass sich hier mehrere Schicksalsfäden verflochten: die des Kindes, der Frau und des Mannes … ganzer Familien.

Man kann zwar sagen *tot ist tot,* aber in Bezug auf die Trauer macht es sehr wohl einen Unterschied, ob ein ungeborenes Kind gestorben ist oder ein Mensch, der sein Leben gelebt hat. Denn ein Paar, das ein Kind im Mutterleib verloren hat, trauert auch darum, die gesamte Zeitspanne eines noch ungelebten Lebens zurücklassen zu müssen, alle Träume, Hoffnungen und Sehnsüchte loszulassen: Niemals hat das kleine Wesen die gleiche Luft wie seine Eltern geatmet. Niemals wird man in seine Augen sehen, welche Farbe sie wohl hatten. Niemals die ersten Schritte erleben, den ersten Schultag, das erste gekritzelte Kärtchen mit *Mama ich hab dich lieb!* Die Trauer nach einer Fehlgeburt ist auch eine Trauer über eine verlorene Zukunft. All das ist mir bewusst, als ich die Fruchtblase mit meinem kleinen Kind in den Händen halte. Ich bin etwas ratlos, was ich nun damit tun soll. Eins jedoch weiß ich sicher: Obwohl ich Humangenetikerin bin, möchte ich bei diesem Embryo keine genetische Untersuchung veranlassen.

Die Krämpfe hören auf. In meinem Körper kehrt binnen weniger Minuten Ruhe ein. Es ist vorbei. Bis die Blutung schließlich fast vollständig zum Stillstand kommt, dauert es noch eine kleine Weile. Ich erlebe dieses Fließen sehr bewusst. Meine kleine Geburt ist geschafft und es geht mir gut. Ein tiefer Frieden steigt in mir auf. Einen Moment bleibe ich so sitzen in diesem Frieden. Du und ich. Dann wickle ich die Fruchtblase mit dem Embryo behutsam in ein weiches Tüchlein und schlafe ein.

Nach nur wenigen Stunden Schlaf fühle ich mich so wach und körperlich erholt, dass ich ganz normal zur Arbeit gehe. Das emotionale Hochgefühl bleibt, Stunden und Tage hält es an. Ich fühle mich stark. Dass der weibliche Körper eine solche Kraft hat! Ich bin zutiefst ergriffen davon, mit welcher Weisheit und Energie, wie instinktiv und sicher die Natur mich durch den gesamten Prozess geleitet hat. Ich fühle mich unverwundbar. Mein Körper wusste von der ersten bis zur letzten Minute, was zu tun war. Aus der Vollnarkose einer Kürettage war ich mit Hoffnungslosigkeit aufgetaucht. Wie anders war Befinden nach dieser natürlichen Geburt! Keine Operation. Keine Narkose, aus der ich benommen erwachte. Mein Körper ließ das Kind aktiv gehen und als die Krämpfe nachließen, als die Blutung schließlich aufhörte, zeigte er mir: *Schau, jetzt ist es vorbei!*

Meine Schwangerschaft hatte einen Anfang, und statt eines medizinischen Instruments war es mein Körper, der das Ende setzte. Dieses sehr bewusste körperliche Erleben der kleinen Geburt ermöglichte es auch meiner Seele, besser mit den Ereignissen Schritt zu halten, besser mit dieser Fehlgeburt abschließen zu können als mit den vorangegangenen. Es ist eine ureigene Erfahrung von Frauen, den frühen Verlust eines Kindes körperlich zu durchleben. Alle Gefühle haben darin ihre Berechtigung und ihren Platz.

Eine Handvoll Leben im Herzen

Ob Kürettage, natürliche kleine Geburt oder mit medikamentöser Unterstützung – jede Vorgehensweise hat ihre Vor- und Nachteile. Den einzig richtigen Weg gibt es nicht. Doch ich wünsche mir, dass Frauen und Männer über die möglichen Alternativen zur Kürettage aufgeklärt werden.

Mir erzählte kein Arzt jemals von der dritten Option, nämlich dass man mit Medikamenten den Prozess der natürlichen Geburt beschleunigen kann. Ist das nicht verrückt? Konnte es wirklich sein, dass man Frauen in Not zwei von drei Möglichkeiten unterschlug? Auch wenn mir die Gründe heute bekannt sind – Zeitdruck, Vereinfachung, Kosten –, steht das in keinem Verhältnis dazu, wie wichtig eine selbstbestimmte Entscheidung in dieser Situation ist. Selbstbestimmt entscheiden kann man aber nur, wenn man alle Optionen kennt. Denn eines ist auch wahr: Man wird sich immer an den Verlust seines Kindes erinnern und auch daran, wie es von einem gegangen ist.

Da sich ein Paar mit einer Fehlgeburt im absoluten Ausnahmezustand befindet, stellt es das fast automatisierte Vorgehen mit Überweisung in die Klinik auch nicht infrage. Hinzu kommt, dass man Frauen völlig grundlos unter zeitlichen Druck setzt, was natürlich weitere Ängste schürt. Es mag auch sein, dass manche Gynäkolog*innen ihren Patientinnen einen natürlichen Abgang, ob nun mit Medikamenten oder ohne, schlicht nicht zumuten wollen. Aber Frauen können sich in der Zeit des Wartens, die eine natürliche Geburt mit sich bringt, Zeit nehmen für all das, was ihnen in dieser Phase wichtig ist. Und sie können spüren, wie es ist, eine Geburt zu erleben. Diese Wartezeit bietet ihnen einen Raum, um den Verlust so ausführlich zu verarbeiten und zu betrauern, wie sie möchten. Gewiss gibt es auch Frauen, die ein nur geringes Gefühl von Verlust empfinden und so schnell wie möglich wieder Normalität in ihren Alltag bringen wollen. Auch hier gibt es kein Richtig oder Falsch, es gibt nur individuelle Wege und Entscheidungen. Zudem ist eine Fehlgeburt nicht zwangsläufig ein traumatisches Lebensereignis für jeden. Genauso wenig ist es für jede Frau ein vorstellbarer Weg, mehrere Wochen lang einen toten Embryo in sich zu tragen. Manche Frauen und Paare lehnen den natürlichen Weg schlichtweg ab, wollen das Gebären ihres Sternenkindes nicht erleben. Sie möchten die Sache sauber und planbar beenden. Das alles sind sehr gute Gründe für eine Kürettage. Nicht anders erging es mir bei meiner ersten Schwangerschaft. Es wäre undenkbar für mich gewesen, geduldig abzuwarten, bis die Zeit gekommen war, den Embryo auf natürliche Weise abbluten zu lassen.

Doch Frauen sollten die Unterschiede kennen. Sie sollten bewusst mitbestimmen können. Entscheidend ist in meinen Augen, dass die Möglichkeit besteht, eine informierte Wahl zu treffen, statt automatisch in die klinische Standard-Maschinerie zu geraten. Weder meine Patientinnen, die ich in jenen Jahren betreute, noch ich selbst wurden darauf aufmerksam gemacht, dass es einen anderen Weg gibt als eine Kürettage. Es brauchte drei Eingriffe, damit ich als Patientin ausreichend Mündigkeit erhielt, um selbst über meinen Körper entscheiden zu können.

Acht Wochen im Sommer 2019. Ich hüte diese Zeit in mir wie einen Schatz. Die Stärke, die ich daraus gezogen habe, erfüllt mich bis zum heutigen Tag. Woche um Woche lag der geborene kleine Embryo noch in meinem Nachttisch. Zunächst tat es mir gut, zu wissen, dass er da war, dass er noch da war. Nach und nach wurde die Fruchtblase mit dem kleinen Wesen darin immer weniger und immer kleiner. Eingewickelt in sein Tüchlein begann es zu schrumpfen und auch meine intensiven Gefühle verblassten. Die Erinnerung an die winzig kleine Handvoll Leben behalte ich tief in meinem Herzen. Ein kleines Etwas, das ich in mir getragen und für eine kurze Weile begleitet habe. Seine kleine Seele wird immer bei mir sein.

Wie kündigt sich eine Fehlgeburt an?

In meinen Sprechstunden wurde ich oft gefragt, woran man erkennen kann, dass es zu einer Fehlgeburt kommt. Darüber gibt es viele Mythen. Deshalb hier die Anzeichen einer Fehlgeburt, damit du mögliche Symptome besser einschätzen kannst.

Blutungen und Krämpfe

Vielleicht hast du eine ähnliche Situation schon einmal erlebt: Da sind plötzlich Bauchkrämpfe und als du zur Toilette gehst, siehst du ein paar Blutstropfen. Angst steigt in dir auf. Angst um dein Baby.

Ja, es kann sehr beängstigend sein, wenn man während der Schwangerschaft Blutungen oder Unterleibskrämpfe hat. Die meisten Frauen machen sich dann große Sorgen und befürchten das Schlimmste. Ich kenne das. Aber weder Bauchschmerzen noch Blutungen sind ein sicheres Anzeichen für eine Fehlgeburt. Zahlreiche Frauen erleben trotz solcher Beschwerden und Ereignisse eine vollkommen gesunde Schwangerschaft.

Ob und wie gefährlich solche Symptome sind, hängt von verschiedenen Faktoren ab, auch davon, in welcher Schwangerschaftswoche man sich gerade befindet. Gerade in der frühen Schwangerschaft müssen Blutungen nicht zwangsweise auf eine Fehlgeburt hindeuten. Tatsächlich ist eine Blutung bis zur zwölften Woche nicht ungewöhnlich. Eine Studie ergab sogar, dass fast ein Drittel (27 Prozent) aller Frauen, die im Laufe ihrer Schwangerschaft über Blutungen berichteten, ein gesundes Kind zur Welt brachten.

Da die Ursache der Symptome und ihre Bedeutung für das Kind nicht ohne weitere Untersuchungen geklärt werden können, sollten unbedingt die betreuende Hebamme und/oder dein Arzt, deine Ärztin informiert werden. Nur so kann eine umfassende Abklärung erfolgen, um mögliche Komplikationen zu vermeiden.

Fehlgeburt ohne Symptome

Oft aber, und das vergessen wir manchmal, gibt es gar keine Anzeichen und die Frau erfährt erst bei der nächsten Ultraschalluntersuchung, dass ihr Kind nicht mehr lebt. In diesem Fall spricht man von einer missed abortion oder verhaltenen Fehlgeburt.

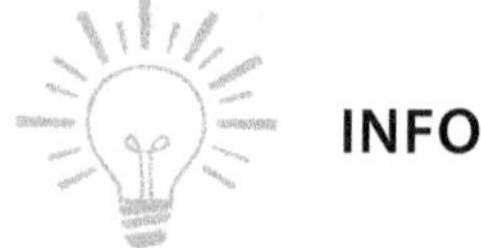

INFO

TESTEN ZUR SICHERHEIT?

Viele Frauen führen in den ersten Wochen ihrer Schwangerschaft gleich mehrere Schwangerschaftstests durch. Vor allem, wenn sie bereits früh in einer Schwangerschaft schon einmal ein Baby verloren haben, wollen sie sichergehen, dass alles in Ordnung ist. Manche Frauen vergleichen sogar die Intensität der Teststreifen miteinander. Doch die Tests für zu Hause sind trügerisch: Es ist zwar richtig, dass in den ersten Wochen der Schwangerschaft die Konzentration des Schwangerschaftshormons Beta-HCG im Körper der Frau stark ansteigt und sich etwa alle zwei Tage verdoppelt. Ein paar Tage vor Ausbleiben der Periode ist das Schwangerschaftshormon beispielsweise noch relativ gering und der Strich auf dem Schwangerschaftstest, der den Beta-HCG-Spiegel misst, meist entsprechend schwach. Sobald der Hormonspiegel ansteigt, wird auch der Streifen für den Schwangerschaftsnachweis auf dem Test dunkler. Allerdings bedeuten Schwangerschaftstests, bei denen die einzelnen Teststreifen nicht intensiver färben, nicht zwangsläufig, dass etwas mit dem Baby nicht in Ordnung ist. Die Intensität des Testergebnisses kann von vielen Faktoren beeinflusst werden. Zum Beispiel auch davon, zu welcher Tageszeit man den Test durchführt oder wie viel Urin auf dem Streifen landet. Außerdem darf man nie vergessen, dass Schwangerschaftstests, je weiter die Schwangerschaft fortgeschritten ist, oft unzuverlässig sind und deshalb nicht mehr verwendet werden sollten.

Keine Schwangerschaftsbeschwerden = Fehlgeburt?

Was ist, wenn Schwangerschaftsbeschwerden wie Morgenübelkeit, Brustspannen oder Müdigkeit auf einmal nachlassen? Könnte das auf eine Fehlgeburt hindeuten?

Nein, nicht unbedingt.

Es ist zwar richtig, dass sich manche Frauen tatsächlich nicht mehr schwanger fühlen, wenn sich das Baby in ihnen nicht mehr weiterentwickelt. Trotzdem ist es nicht ratsam, die Intensität und Dauer von Schwangerschaftsbeschwerden als Anzeichen für den Verlust des Kindes zu deuten. Viel zu individuell sind diese Symptome. Mir war zum Beispiel in jeder Schwangerschaft gleich von Anfang an und über die gesamte Zeit hinweg fürchterlich übel und trotzdem erlitt ich vier Fehlgeburten.

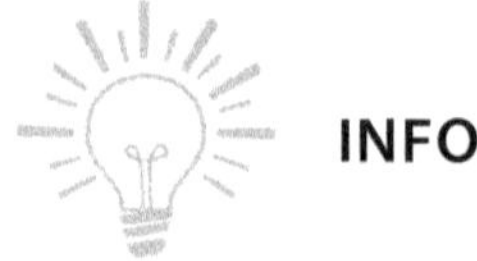

BLUTUNGEN ODER KRÄMPFE = FEHLGEBURT?

Beschwerden wie Blutungen oder Krämpfe können auf eine Fehlgeburt hindeuten, ein Beweis für eine Fehlgeburt sind sie jedoch nicht. Die Anzeichen einer Fehlgeburt sind ganz unterschiedlich: Manchmal merkt die Frau gar nichts, manchmal hat sie starke Schmerzen. Manchmal kommt es zu Blutungen, und manchmal deutet erst mal nichts auf eine Fehlgeburt hin, bis dann der Frauenarzt bei der Ultraschalluntersuchung keinen Herzschlag mehr bei dem Kind feststellt.

Auch bei meinen Fehlgeburten hatte ich verschiedene Symptome: Einmal waren es Blutungen, die mich während der Arbeit in der Klinik überrascht hatten. Mal waren es reguläre Vorsorgetermine beim Frauenarzt, die ergaben, dass mein Baby nicht mehr lebte.

Dennoch: Viele Symptome lösen oftmals falschen Alarm aus. Ein Besuch bei deinem Arzt oder deiner Hebamme bringt dir mehr Klarheit.

7. WER HILFT, WENN ES VORBEI IST

Nach meiner ersten Fehlgeburt schleuderte ich wie in einer Waschmaschine mit Tausenden von Emotionen. Drei davon wrangen meine Seele aus: Ich fühlte mich leer, hilflos und allein.

War ich allein? Eigentlich nicht. Ich hatte einen Partner und mein Arzt nahm sich trotz seines vollen Wartezimmers Zeit für mich. Wenn sich die Tür seiner Praxis jedoch hinter mir schloss, stand ich gefühlt wieder allein da, am Anfang eines intensiven Verarbeitungs- und Heilungsprozesses.

Es war mir schleierhaft, wie ich meinen Verlust bewältigen sollte. Auch die Freundinnen, die von der Fehlgeburt wussten – beim ersten Mal hielt ich meine Schwangerschaft ja nicht geheim –, konnten mir nicht wirklich helfen. Es fühlte sich an, als wäre zwischen mir und anderen Menschen eine Mauer gewachsen. Sie betrachteten meine Lage von außen. Sie gaben mir Ratschläge von außen. Sie erreichten mich nicht. Ich war in einer anderen Welt. Gern hätte ich mit einer Frau in ähnlicher Situation gesprochen. Aber wo sollte ich sie finden? Um aktiv nach Betroffenen zu suchen, fehlte mir die Kraft. Meine Welt war zusammengebrochen; ich hatte meinen inneren Kompass verloren.

Ich sehnte mich nach einem Menschen, der sich damit auskannte, was ich jetzt erlebte. Jemand, der wirklich gut über das Thema Fehlgeburt Bescheid wusste. Jemand, der aus eigener Erfahrung nachempfinden konnte, wie sich das Leben hinter dieser Mauer anfühlte.

Nachsorge: Medizinische und sonstige Hilfe

Ist das nicht verrückt? In der Schwangerschaft und auch nach der Geburt wird eine Frau geradezu überschwemmt mit Angeboten. Sie kann unzählige Beratungen wahrnehmen und an Kursen teilnehmen. Jeder erzählt ihr etwas, jeder will ihr etwas Gutes tun, jeder hat Tipps für sie. Im Netz findet sie alle Informationen und noch viel mehr. Kaum eine Frage, die in Mutter-Kind-Foren nicht ausführlich besprochen wird.

Was Fehlgeburten betrifft, ist das Netz hingegen löchrig. So kam es mir auch im ganz normalen Leben vor. Es war, als wäre ich durch ein gesellschaftliches Raster gefallen. Mein Problem war kein Thema. Plötzlich waren keine Beratungen und Hilfestellen mehr vorhanden – oder ich habe sie damals nicht gefunden. Heute weiß ich, es gibt sie. Vermutlich liegt das auch daran, dass wegen der steigenden Fruchtbarkeitsbehandlungen, die mit erhöhter Fehlgeburtenrate einhergehen, immer mehr Frauen Hilfe suchen. Rar gesät sind die Angebote noch immer – es müssen mehr werden! Vielleicht gelingt uns das, wenn wir das Tabu um Fehlgeburten auflösen. Nachfolgend möchte ich die Anlaufstellen benennen, die es jetzt bereits gibt.

Psychotherapeuten

Neulich hat mir eine Frau von ihrer großartigen Hausärztin erzählt, die für jedes Problem eine Lösung hätte. Es ist wunderbar, wenn man sich in einer Praxis so gut aufgehoben fühlt. Manche Hausärzte betreuen ganze Familien und können durchaus auch eine psychologische Beratung leisten. Ich selbst kenne leider keine einzige Frau, für die nach einer Fehlgeburt die Hausarztpraxis zum ersten Rettungsanker wurde. Aber es gibt ja auch die Möglichkeit, einer psychologischen Trauerbewältigung oder Psychotherapie. Sie kann dir dabei helfen, deine Fehlgeburt zu verarbeiten. Vielleicht fühlt es sich komisch für dich an, mit einer fremden Person über deine Gefühle und Erlebnisse zu sprechen. Doch das kann auch ein großer Vorteil sein, denn psychotherapeutische Fachleute gehen unbefangen mit dir und deinen Gefühlen um. Vielleicht kannst du im Gespräch mit ihnen sogar Gedanken formulieren, die du nicht einmal deiner besten Freundin anvertrauen würdest. Die Kosten für eine psychologische Beratung werden in der Regel von der Krankenkasse übernommen.

Leider muss man mit langen Wartezeiten rechnen. Doch es gibt die Möglichkeit, psychologische Unterstützung online in Anspruch nehmen. Manchen Frauen nach einer Fehlgeburt ist das sowieso lieber. Online-Angebote zur Beratung findest du zum Beispiel bei

 https://therapie.de/

 https://minddoc.com/de/de/

 https://kirinus.de

Fachärzte

Ich nehme einfach einmal an, dass du während deiner Schwangerschaft ohnehin in einer gynäkologischen Praxis warst, und wenn du dich dort gut aufgehoben fühlst, kann sie die erste Anlaufstelle für die Zeit nach der Fehlgeburt sein. Deine Frauenärztin, dein Frauenarzt ist nicht nur im Bilde über deine medizinischen Befunde, sondern auch den Verlauf deiner Fehlgeburt und hat dich dabei ein Stück weit kennengelernt. Sollte kein gutes Vertrauensverhältnis bestehen: wechsle die Praxis! Das ist Teil deiner jetzt so wichtigen Selbstfürsorge: Umgib dich mit Menschen, die dir wirklich gut tun und dir weiterhelfen.

Leider werden Mediziner*innen im Studium nicht dafür ausgebildet, Frauen nach einer Fehlgeburt im Verarbeitungs- und Heilungsprozess zu begleiten und ihnen psychischen Beistand zu leisten. Um dies anbieten zu können, müssten sie zusätzliche Ausbildungen absolvieren und dazu fehlt oft die Zeit, wie auch für längere Gespräche im Praxisalltag. Der berufliche Alltag vieler Mediziner*innen ist eng getaktet. Dass es in meinem Fachbereich, der Humangenetik, oft anders ist, habe ich stets sehr genossen.

Da etwa 60 Prozent aller Fehlgeburten im ersten Schwangerschaftsdrittel durch eine Chromosomenstörung beim Kind verursacht sind, kommt der Humangenetik eine entscheidende Rolle bei der Abklärung von Fehlgeburten zu. Insofern lohnt es sich auch bei bestehendem Kinderwunsch, einen Termin in der Humangenetik zu vereinbaren, vor allem, wenn genetische Erkrankungen innerhalb der Familie bekannt sind.

Eine Humangenetikerin kann auch dein individuelles genetisches Risiko bestimmen, das unter Umständen eine wichtige Rolle für weitere Schwangerschaften spielt. Eine solche Beratung ist insbesondere sinnvoll, wenn du über 35 Jahre alt bist, dein Partner älter als 45 Jahre oder wenn du bereits ein Kind mit einer äußerlichen Auffälligkeit oder einer Entwicklungsverzögerung zur Welt gebracht hast.

Hebammen

Eine Hebamme kann ein rettender Engel in dieser schweren Zeit sein. Du kannst dich mit deinen medizinischen Fragen an sie wenden, aber auch über deine Erlebnisse und deinen Kummer sprechen. Nicht nur, dass sie dir zuhört, sie verfügt auch über ein breit gefächertes Expertenwissen.

Insbesondere nach einer frühen Fehlgeburt glauben viele Frauen irrtümlicherweise, dass eine Hebamme sie nur bedingt unterstützen kann. Das Gegenteil ist der Fall, denn die Besuche bei der Hebamme zeigen: Es gab eine Schwangerschaft, es gab ein Kind! Gerade darin, dass man den Frauen diese Daseinsberechtigung sozusagen abspricht, liegt der Grund für den Rückzug, für das Gefühl, von niemandem verstanden zu werden, weil man Gefühle hat, die nicht in die Realität der anderen zu passen scheinen, für die es eben nur ein gescheiterter Versuch war. Aber für dich ist es dein verlorenes Kind, auf das du dich so gefreut hast.

Leider sind die meisten Hebammen Monate im Voraus ausgebucht, weshalb es sein kann, dass du mehrere Anfragen stellen musst und am Ende doch keine Hebammenbetreuung findest.

Online wirst du fündig bei ammely.de, einer bundesweiten Plattform des deutschen Hebammenverbandes für die Vermittlung von Hebammenleistungen. Auch die Hebammenliste des GKV-Spitzenverbandes hilft dir bei der Suche nach einer freiberuflich tätigen Hebamme:

https://gkv-spitzenverband.de/service/hebammenliste/ hebammenliste.jsp

Die Kosten für die Betreuung durch eine Hebamme im Rahmen einer Fehlgeburt übernimmt die Krankenkasse. Besprich am besten im Vorfeld mit deiner Krankenkasse, welche Leistungen und wie lange du die Betreuung in Anspruch nehmen kannst.

Ich selbst habe bei meinen Fehlgeburten keine besonders guten Erfahrungen mit Hebammen gemacht. Das liegt aber nicht an den Hebammen, sondern an ihrer Überlastung und am gesellschaftlichen Umgang mit Fehlgeburten generell.

Oft wird den Frauen suggeriert, nur die Apparatemedizin sei sicher. Aber gerade bei der Geburt und auch bei der kleinen Geburt geht es um Vertrauen, um Öffnen, um Loslassen und Begleiten. Und wo gelingt das besser als in einer vertrauten Umgebung, mit einem vertrauten Menschen, den man schon vorher kennt?

Ich freue mich sehr, dass die Hebamme Dana Ruff im Folgenden ihre Gedanken zum Thema Frauen und Fehlgeburt teilt und erklärt, warum es so schwierig ist, in Deutschland als Hebamme zu arbeiten, und wie ihre Vision einer wirklich guten Versorgung aussieht:

Fehlgeburt aus Hebammensicht

Von Dana Ruff

Wie oft habe ich einen Mutterpass aufgeschlagen, in dem bereits eine Fehlgeburt dokumentiert war. Für uns Hebammen gehört das zum Berufsalltag. Leider betrifft das nicht nur das Wissen um die Häufigkeit von Fehlgeburten – Schätzungen zufolge enden etwa 30–40 Prozent aller Schwangerschaften in den ersten 12 Wochen mit dem Verlust des Kindes, noch höher sind die Zahlen, wenn man ab Befruchtung der Eizelle rechnen würde. Um diese Frauen wirklich unterstützen zu können, bräuchte es viel mehr Hebammen. Eine Hebamme ist nämlich durchaus berechtigt und in der Lage, neben der klassischen Geburtshilfe auch kleine Geburten zu begleiten. Doch in der Hebammenausbildung werden frühe Fehlgeburten leider behandelt wie anno dazumal Stiefkinder.

Das bedeutet, dass wir uns zu der Thematik nach Beendigung der Hebammenausbildung selbst belesen oder fortbilden müssen, zumal es ja immer mehr Bedarf gibt. Die geringe gesellschaftliche Beachtung gegenüber dem Thema Fehlgeburt zeigt sich also sogar in diesem spezifischen Beruf, der sich ja eigentlich rund um die Frauengesundheit und Kinderkriegen dreht. In meiner Hebammenausbildung habe ich Totgeburten begleitet, da diese im Kreißsaal stattfanden. Mit einer Frau, die eine Fehlgeburt zwischen der 13. und 24 Woche erlitt, hatte ich hingegen in dieser Zeit keinen Kontakt. Das heißt also, dass eine Hebamme in der Ausbildung kaum mit Frauen mit Fehlgeburt in Kontakt kommt. Gewiss gibt es Praktika, doch im OP-Saal bekommt man von der emotionalen Ausnahmesituation dieser Frauen wenig mit. Und da der praktische Teil der Ausbildung fast nur im Kreißsaal und auf der Wochenstation stattfindet, fehlt hier ein wichtiger Aspekt der Begleitung dieser Frauen durch uns Hebammen.

Im Freundes- und Familienkreis hingegen begegnet mir das Thema immer wieder. Und wie gesagt, in vielen Mutterpässen ist es dokumentiert. Aber es ist, wie Caroline Lehmann schreibt, ein Tabuthema.

Zahlreiche Frauen trauen, sich auch erst nach den kritischen 12 Wochen überhaupt nach einer Hebamme zu suchen. Wer also bis zur Feststellung einer Fehlgeburt keine Hebamme hat, wird diese sehr wahrscheinlich für die Begleitung der Fehlgeburt nicht mehr finden. Es gibt schlichtweg zu wenig Hebammen. Und das liegt nicht daran, dass der Beruf unattraktiv wäre, im Gegenteil. Man bekommt so viel Dankbarkeit von den Frauen zurück. Es ist ein sozialer Beruf. Doch die Hürden, ihn auszuüben, wurden immer höhergeschraubt und die Versorgung von schwangeren Frauen immer mehr in die Hightech-Medizin verlagert. Hinzu kommt, dass Hebammen, die selbstständig arbeiten wollen, viele Steine in den Weg gelegt werden. Die Beiträge für die Haftpflichtversicherung bei außerklinischen Geburten werden immer höher, was die Attraktivität dieses wunderschönen Berufs trübt. Wozu eine langjährige Ausbildung absolvieren, wenn die Zukunftsaussichten des Berufs alles andere als rosig sind? Eine Alternative zur Freiberuflichkeit ist die Anstellung in einer Klinik. Jedoch werden immer mehr Geburtskliniken geschlossen. Außerdem gibt es in Kliniken meist auch viel zu wenig Hebammen, sodass diese auch definitiv zu wenig Zeit für ihre Patientinnen haben. Und bei Schichtwechsel muss sich die Frau dann von ihrer vielleicht vertrauten Begleiterin verabschieden, weil eine Kollegin übernimmt.

Früher hatten Hebammen deutlich mehr Zeit, um an den Frauen zu arbeiten. Heute ist es beispielsweise üblich, die Patientinnen an ein Dauer-CTG zu hängen, das in der Klinik in den Raum der Hebammen übertragen wird. Und wenn alles in Ordnung ist, die Herztöne regelmäßig sind, schaut die Hebamme eben nicht nach dieser Frau, sie hat ja genug anderes zu tun. Aber die Frau unter der Geburt ist dann eben allein – und das kann ziemlich stressen. Gestresst sind auch die Hebammen, die in großen Kliniken beim Kreißsaaldienst eigentlich nur von Frau zu Frau hetzen. Da bleibt kaum Zeit, mal einen Schluck zu trinken oder sich gar hinzusetzen. Was sich wiederum auf die Frauen auswirkt, die es ja spüren, wenn ihre Hebamme gestresst ist. Und wir wissen doch alle, wie wichtig Entspannung und Vertrauen für die Öffnung und das Loslassen sind, also das, worauf es bei einer Geburt ankommt.

Kein Wunder, dass es immer mehr Kaiserschnitte gibt. Die sind planbar und auch weniger stressig für uns Hebammen. Da haben wir nicht mehr viel zu tun, als zu warten, bis uns das Kind in den Arm gelegt wird. Aber war das der Grund, um diesen Beruf zu ergreifen? Definitiv nein. Geräte und Medikamente übernehmen immer öfter einen Teil der Hebammenarbeit. Aber können sie eine Frau unter Geburt emotional begleiten? Wohl kaum. Und sie hinterlassen bei mir als Hebamme auch nicht das schöne Gefühl, einen guten Job gemacht zu haben, eine Frau wirklich hilfreich begleitet und einem neuen Menschlein auf die Welt geholfen zu haben.

Meine Vision

Was wäre also perspektivisch sinnvoll, um den Frauen mehr Selbstermächtigung in Zusammenhang mit dem Thema Fehlgeburt zu ermöglichen?

<u>1. Aufklärung</u>

Nach Feststellung einer Fehlgeburt klären Gynäkolog*innen oft nicht hinreichend über das mögliche Vorgehen auf, es wird im Normalfall nur über eine notwendige Ausschabung informiert und eine Überweisung für das Krankenhaus ausgehändigt.

Viel sinnvoller wäre es doch, wenn die Frau an dieser Stelle ausgiebig aufgeklärt würde und zusätzlich ein Informationsblatt erhielte, auf dem ihr ihre Möglichkeiten aufgezeigt würden:

- sofortige Ausschabung
- Bedenkzeit mit oder ohne darauffolgende Ausschabung
- abwartendes Prozedere und ggf. Fehlgeburt im eigenen häuslichen Umfeld

Das sind alles Varianten, über die aufgeklärt werden sollte. Wichtig ist hier natürlich der Verweis, unter welchen Bedingungen die Schwangere doch zeitig im Krankenhaus vorstellig werden sollte (erhöhte Temperatur/Fieber, massives Unwohlsein, Kreislaufprobleme, starke Blutungen, starke Schmerzen …).

2. Begleitung

Gründung von Fachzentren zur Begleitung von Fehlgeburten in jeder größeren Stadt, die sich auf die emotionale Begleitung und die Information zu dem Thema und die möglichen Vorgehensweisen spezialisiert haben.

Bis zum Aufbau solcher Zentren sollte es zumindest eine Hotline geben, unter der man telefonisch und ortsunabhängig Informationen und emotionalen Beistand im Falle einer Fehlgeburt bekommen kann.

3. Fortbildungen

Flächendeckende Fortbildungsangebote für Gesundheitspersonal zum Thema medizinische und emotionale Begleitung während einer Fehlgeburt, die über das hinausgehen, was aktuell routinemäßig bei einer Fehlgeburt unternommen wird.

Fehlgeburten sind kein Nischenthema! Jede Frau, die den Mut hat, darüber zu sprechen, hilft mit, das Tabu aufzulösen!

Doulas

Eine gute Begleitung für die Nachsorge kann auch eine Doula sein. Doulas sind in der Regel leichter verfügbar als Hebammen und ohnehin auf die emotionale Betreuung spezialisiert – die bei den meisten Fehlgeburten im Vordergrund steht.

Im Gegensatz zu Ärzt*innen oder Hebammen übernehmen sie keine medizinischen Aufgaben, verfügen aber über ein vielseitiges Praxiswissen, das sie sich zum Teil über Jahre und Jahrzehnte angeeignet haben.

Die Kosten für eine Doula werden nicht von der Krankenkasse übernommen, sondern müssen privat bezahlt werden. Auch die Kontaktaufnahme erfolgt selbstständig. Aber Vorsicht: Die Berufsbezeichnung ist nicht geschützt, sodass sich prinzipiell jeder Doula nennen darf. Im Idealfall wendest du dich an eine Doula, die dir empfohlen wurde oder die ihre Erfahrung und Kompetenz nachweisen kann.

Selbsthilfegruppen und Vereine

So sehr deine Freundinnen, Freunde und Familienmitglieder dir auch helfen wollen: Wenn sie selbst noch nie eine Fehlgeburt erlebt haben, fällt es ihnen wahrscheinlich schwer, nachzuvollziehen, was du gerade durchmachst. Deshalb schließen sich viele Betroffene zu Selbsthilfegruppen zusammen, in denen sie sich über das Erlebte austauschen und ihre Gefühle, Ängste und Sorgen miteinander teilen. Das Besondere an Selbsthilfegruppen ist: Du triffst auf lauter Fremde, mit denen du noch nie ein Wort gewechselt hast, und trotzdem erlebt ihr von Anfang an eine tiefe Verbindung. Diese Fremden können dich und deinen unfassbaren Schmerz besser verstehen als viele Menschen in deinem Leben, die dir nahestehen, denn sie machen das Gleiche durch. Oder sind dir zeitlich ein Stück voraus und können dir erzählen, was ihnen geholfen hat. Oder dir zum Vorbild werden. Oder du erkennst an ihnen, wie du lieber nicht mit der Situation umgehen möchtest.

Selbsthilfegruppen werden meist von eingetragenen Vereinen organisiert und ehrenamtlich geleitet. Im Internet findest du lokale Selbsthilfegruppen.

Die Initiative Regenbogen ist ein eingetragener Verein, dessen Mitglieder selbst ein oder mehrere Kinder in der Schwangerschaft oder kurz nach der Geburt verloren haben. Der Verein organisiert regelmäßig Gesprächsabende in Gruppen, Einzelgespräche, Jahrestreffen und andere Aktionen. Durch eine Kontaktadressenvermittlung kannst du andere betroffene Frauen und Männer kennenlernen.

http://initiative-regenbogen.de/

Pro Familia führt an diversen lokalen Beratungsstellen telefonisch oder online professionelle Beratungen durch, die dich mit einem breiten psychologischen Beratungsangebot rund um das Thema Fehlgeburt unterstützen. Darüber hinaus ist Pro Familia eine gute Anlaufstelle für rechtliche Informationen zu Fehl- oder Totgeburten.

https://profamilia.de/

Hope's Angel bietet Trauer- und Selbsthilfegruppen an. Darüber hinaus begleitet der Verein in der Akutsituation, es gibt Trauerbegleitung und auch einen Folgeschwangerschaftskurs.

https://hopesangel.com

Schmetterlingskinder war lange Zeit das erste deutsche Internetforum für betroffene Frauen. Hier werden Paare in ihrer Trauer nach einer Fehlgeburt, aber auch bei einem unerfüllten Kinderwunsch unterstützt.

https://schmetterlingskinder.de/

Wenig Zeit

Die Realität sieht leider so aus, dass sich viele Frauen nach einer Fehlgeburt nicht gut informiert fühlen und sogar völlig alleingelassen sind. Das Bedürfnis nach einem längeren Gespräch wird oft regelrecht abgebügelt.

Warum reagieren so viele Ärzte nahezu teilnahmslos? Nun, zunächst einmal sind Ärztinnen und Ärzte auch nur Menschen. Sich nicht zu intensiv mit dem Problem einer Patientin auseinanderzusetzen, sie nicht zu nahe an sich heranzulassen, ist ein Schutzmechanismus. Man schützt sich selbst, aber man will vielleicht auch die Patientin schützen. Sie soll nicht zurückblicken, sondern ihren Blick nach vorne richten. Und dazu wird dann eben empfohlen, einfach schnell wieder schwanger zu werden. Oder es wird Frauen geraten, die bereits Mutter sind: Freuen Sie sich doch über die Kinder, die Sie haben.

Natürlich möchte ich von Fachleuten begleitet werden, die hochprofessionell arbeiten. Ich bin lieber bei einem Spezialisten in Behandlung, der mir sachlich erklärt, was los ist, als dass er mit mir in Tränen ausbricht. Dennoch bin ich davon überzeugt, dass es oft an einer gewissen zwischenmenschlichen Wärme, an Einfühlungsvermögen und der Bereitschaft fehlt, sich aufeinander einzulassen. Dies könnte wesentlich dazu beitragen, ein Gefühl der Entlastung und Unterstützung zu schaffen. Wir alle kennen das: Ein mehr oder weniger fremder Mensch sagt uns in irgendeiner Situation ein paar mitfühlende Worte, die wir nie vergessen, weil sie uns so sehr geholfen haben. Oder das Gegenteil: Worte, die geradezu vernichtend waren.

So etwas habe ich bei meiner ersten Kürettage erlebt: Bevor ich in den Operationssaal kam, damit mein totes Baby aus der Gebärmutter entfernt wird, was schon eine schwierige Situation für mich war, sagte eine Krankenschwester salopp zu mir: »Bis zur Erfindung dieser Heimschwangerschaftstests hätten die meisten Frauen wahrscheinlich gar nicht gewusst, dass sie schwanger waren. Sie hätten die Blutung für eine starke Periode gehalten.« Was wollte sie mir damit mitteilen? Ich war so perplex, dass ich die Gelegenheit verpasste, nachzufragen. Hätte ich ihrer Meinung nach keinen Schwangerschaftstest machen sollen? Hielt ich den Klinikbetrieb wegen der Bagatelle meiner Fehlgeburt auf? Das beschäftigte mich noch lange. Gerade eben denke ich, dass sie mich vielleicht trösten wollte, vielleicht wollte sie, die meine Mutter hätte sein können, mir sagen: Mädchen, du bist kein Einzelfall. Leider kam es so nicht an.

Dieser krasse Unterschied zwischen dem Erleben einer Frau, die gerade ihr Kind verloren hat, und der Alltagssituation des Klinikpersonals kann zu einem schweren Dilemma führen und sogar traumatisierend sein, wie Studien immer wieder belegen: Oft zeigen Ärzt*innen wenig Verständnis dafür, wenn die Patientin mit einem frühen Verlust *schon wieder* drüber reden will. Sie hatten doch bereits alles erklärt.

Ja, das kann sein, doch in diesem ersten Gespräch stand die Frau vermutlich unter Schock und war nicht aufnahmefähig. Das muss nicht immer äußerlich sichtbar sein, Menschen im Schock können durchaus einen klaren, vernünftigen Eindruck machen. Aber innerlich sind sie wie erstarrt, abgeschaltet. Das habe ich selbst erlebt: Nach meiner dritten Fehlgeburt kam nach der Kürettage in der Klinik eine Seelsorgerin zu mir ins Zimmer. Das weiß ich allerdings nur, weil mein Mann es mir erzählte. Angeblich stellte ich sogar Fragen. Ich kann mich weder an die Dame noch an das Gespräch erinnern. So kurz nach der Narkose und in meiner tiefen Trauer zog das wie Nebelschwaden an mir vorbei.

Leider sehen auch heute noch manche Menschen in Ärzten Götter in Weiß. Doch genau genommen sind wir Dienstleister und es zählt eigentlich zu unseren Aufgaben, dass wir etwas zwei- oder dreimal erklären, falls das nötig ist. Wie in jedem anderen Beruf. Unser Heizungsinstallateur erklärt manchen Kunden jedes Jahr im Frühling und im Herbst, wie sie die Heizung im Keller bedienen sollen. Doch die Heizung ist nur ein Ding. Bekommt eine Frau nach Fehlgeburt hingegen keine adäquate Betreuung, besteht ein hohes Risiko, dass sie psychische Probleme entwickelt – auch wenn es eine frühe Fehlgeburt war. Zur Verarbeitung einer Fehlgeburt gehört die Auseinandersetzung, das Verstehen, das Trauern und das Integrieren. Man kann das nicht einfach überspringen. Wenn man dazu gezwungen wird, indem man so tut, als wäre nichts passiert, kann das schlimme Folgen haben.

Es überrascht daher nicht, dass ein hoher Prozentsatz von Frauen, die eine Fehlgeburt erlitten haben, über Unzufriedenheit mit der erhaltenen medizinischen Versorgung klagen, insbesondere über mangelndes Einfühlungsvermögen und die fehlende Möglichkeit, über die persönliche Bedeutung des Verlusts zu sprechen. Unsensibel und kränkend, so beurteilten die befragten Frauen den Umgang mit ihrer frühen Fehlgeburt in einer Studie. Das Personal habe die Bedeutung ihres Verlustes einfach nicht verstanden. Eine große aktuelle Metaanalyse kam zu dem Schluss, dass es für eine stimmige Verarbeitung enorm wichtig ist, wie das medizinische Personal mit den Frauen umgeht, wie viele Informationen sie bekommen und auch in welchem Umfeld sie sich befinden.

Apropos Umfeld: Ich saß oft mit meinem toten Baby im Bauch im Wartezimmer neben hochschwangeren Frauen. Der Mangel an Verständnis verstärkt das Gefühl der Isolation. Es geht aber nicht nur um Einfühlungsvermögen und Trost, sondern auch um ganz klare Fakten: Was ist die Ursache für meine Fehlgeburt? Auch hier wird das Gespräch oft gescheut, stattdessen wird der altbekannte Rat gegeben, es noch mal zu versuchen mit einem Kind: Beim nächsten Mal klappt es bestimmt.

Für Mediziner*innen ist eine Fehlgeburt nun mal Routine, für die betroffene Frau ein Schock. Nirgendwo sonst in der Medizin ist mir diese Distanz zwischen Arzt und Patientin so aufgefallen, wie beim Verlust eines Kindes in der Frühschwangerschaft.

Eine Fehlgeburt bedeutet, dass ein zukünftiges Leben in seinen Anfängen verloren gegangen ist. Mit diesem Verlust verschwinden nicht nur die Hoffnungen, sondern auch die persönlichen Träume und ein Stück Zukunft, die mit diesem kostbaren Leben verbunden waren. Die Bagatellisierung von Fehlgeburten führt dazu, dass die emotionale Bedeutung als unbedeutend angesehen wird oder gar nicht erst zur Sprache kommt. Es ist ein Nicht-Geschehen. Ein Nicht-Notfall. Reine Routine.

Paare, die bereits Kinder haben, sind oft besonders stark von diesem Verlust betroffen. Denn sie wissen, was sie verloren haben. Sie haben bereits die Liebe zu ihren anderen Kindern erlebt. Sie wissen, wie es ist, ein so kleines Wesen nach der Geburt im Arm zu halten, seine Nähe zu spüren, seinen Geruch einzuatmen ihm beim Wachsen und Gedeihen zuzusehen. Die Trauer um das verlorene Kind ist durchdrungen von dieser tiefen Liebe, die sie für ihre anderen Kinder empfinden. Der Schmerz wird sozusagen intensiviert durch die greifbare Erfahrung der bereits gelebten Eltern-Kind-Bindung. So zumindest die Theorie. Was immer man davon halten mag, eines ist sicher: Hier trösten zu wollen, indem ein Arzt in bester Absicht die Patientin daran erinnert *Ja, das ist schrecklich, dass Sie jetzt eine Fehlgeburt erlitten haben, aber Sie haben doch schon ein Kind,* verschlimmert den Schmerz.

Ich erinnere mich an meine zweite Kürettage. Ich lag im Aufwachraum, fühlte ich mich entsetzlich allein. Baby weg, Mann weg, weil die Beziehung diesen Schicksalsschlag nicht überlebt hatte. Mutterseelenallein. Da kam eine Krankenschwester und streichelte mir über die Wange. »Nicht weinen«, sagte sie. Das tat gut. Dann sagte sie »Es war doch nicht schlimm. Hat bloß zehn Minuten gedauert.«

Sie wollte mir helfen. Sie wollte mich damit trösten, dass der Eingriff Routine war. Was sind schon zehn Minuten! Aber mir ging es doch gar nicht um den Eingriff! Mir ging es um alles, was er für mich bedeutete. Dennoch spürte ich ihr Mitgefühl und das tat mir gut. Noch schöner wäre es gewesen, sie hätte mal kurz meine Hand gehalten oder etwas gesagt wie: *Jetzt haben Sie es hinter sich.* Oder: *Das haben Sie gut gemacht.* Womit sie sich aber mehr auf mein

Elend eingelassen hätte – und das kann ja keine Patientin verlangen. Dafür gibt es auch keine Ziffer, die abgerechnet werden kann.

Wir Ärzte sind keine Roboter. Aber auch wenn wir es nicht möchten, so nehmen wir doch den einen oder anderen Patienten im übertragenen Sinn mit nach Hause, denken über einen Fall nach, überlegen, wie wir vielleicht doch noch helfen können, recherchieren ähnliche Krankheitsbilder und fragen uns vielleicht auch, ob wir richtig reagiert haben. Aber in Ruhe darüber nachzudenken ist etwas anderes, als im Praxisalltag mit einer Patientin zu sprechen – und aus dem vollen Wartezimmer dampft die Ungeduld förmlich, die Assistentin zieht schon mahnend die Augenbrauen hoch.

Aus eigener Erfahrung weiß ich, wie unangenehm es ist, wenn ich einer Patientin nicht weiterhelfen kann. Das ist ein sehr blödes Gefühl, weil ich ja helfen will. Aus diesem Grund ist die Patientin schließlich auch zu mir gekommen. Sie will meinen ärztlichen Rat. Sie will erklärt bekommen, warum etwas ist, wie es ist. Konkret: Warum habe ich eine Fehlgeburt erlitten? Wenn ich als Ärztin nun sagen muss *Es tut mir leid, ich weiß nicht, woran es liegt*, bin ich mit meiner eigenen Unwissenheit konfrontiert. Das ist kein schöner Zustand, also möchte ich ihn so schnell wie möglich beenden und lande im Vermeidungsverhalten, was das Problem meiner Patientin verstärken kann, die sich nun schuldig fühlt, weil sie so was Kompliziertes hat, dass nicht mal die Frau Doktor einen Rat weiß. Oder die Patientin wird wütend und denkt, die Ärztin sei inkompetent und tut das später im Netz kund. Es gibt vielerlei Auslöser für Missverständnisse in unserer Kommunikation. Ich habe in meinen Sprechstunden sehr gute Erfahrung damit gemacht, die Karten offen auf den Tisch zu legen, indem ich zum Beispiel sagte: »Wir haben nun viel untersucht. Alle Befunde sind unauffällig. Ich verstehe, dass Sie unzufrieden damit sind. Schließlich wollen Sie eine klare Antwort. Aber wissen Sie was? Ich bin auch unzufrieden. Ich bin unzufrieden, weil ich Ihnen nicht das geben kann, was Sie sich erhoffen. Es macht mich zudem traurig, weil ich Ihnen gerne helfen möchte. Aber die ehrliche Wahrheit ist, dass wir im Moment nicht wissen, woran es liegt. Ja, die Hightech-Medizin kann viel. Aber alles kann sie nicht.« Meistens hat sich nach einem solchen Eingeständnis die Stimmung im Raum sehr zum Positiven verändert. Das Gespräch wird dann oft persönlicher, intensiver und man geht zufriedener auseinander, auch wenn die alles entscheidende Frage nicht geklärt werden konnte. Denn ist das nicht auch irgendwie eine Antwort? Gerade wenn es um Wunder geht … und das ist es doch, worüber wir hier sprechen: Das Wunder eines neuen Lebens.

Kinderwunschzentren – weitere Abklärung

Nicht selten bekommen betroffene Frauen in einer gynäkologischen Praxis eine Adresse zur weiteren Abklärung genannt, oft ist das ein Kinderwunschzentrum. Der Vorteil hier: Es arbeiten Mediziner*innen verschiedener Fachrichtungen zusammen: Labor, Genetik, Immunologie, Gynäkologie, Psychologie.

TIPP

Wenn du dich bei einem bestimmten Arzt oder in einer bestimmten Kinderwunschklinik nicht wohlfühlst, dann suche dir Alternativen. Es ist sehr wichtig, dass du bei den Menschen, die dich begleiten, ein gutes Gefühl hast!

In Deutschland sind aktuell 140 Einrichtungen für Reproduktionsmedizin im Deutschen IVF-Register e. V. organisiert. Zumeist handelt es sich um große oder mittelgroße Einrichtungen.

In der Vorbereitung auf einen solchen Termin solltest du ein bisschen Ahnenforschung betreiben: Sind Erkrankungen in deiner Familie oder der deines Partners bekannt? Auch wenn sie auf den ersten Blick nichts mit deinem Kinderwunsch zu tun haben mögen, können sie dennoch wichtige Hinweise für die Ursache deiner Fehlgeburt sein. So eine Spurensuche empfinden manche Frauen regelrecht als heilsam, weil sie das Gefühl vermittelt, in all dem Ausgeliefertsein an das Schicksal der Fehlgeburt doch auch etwas tun zu können.

8. WIESO HABE ICH MEIN BABY VERLOREN UND WAS KANN ICH DAGEGEN TUN?

URSACHEN UND GEZIELTE THERAPIE-OPTIONEN

Nach einer Fehlgeburt hört man so viel und weiß gar nicht mehr, was man glauben soll. *Bin ich vielleicht selbst schuld, weil ich so viel gearbeitet habe? Hätte ich keinen Kaffee mehr trinken sollen?* Solche Vermutungen taugen oft nur dazu, sich selbst zu quälen. Wenden wir uns lieber den Tatsachen zu.

Aber auch die Medizin ist keine exakte Wissenschaft und es ist nicht immer möglich, eine eindeutige Ursache zu finden oder zwischen richtig und falsch zu unterscheiden. Oft gibt es mehrere Ansätze, die alle ihre Berechtigung haben – gerade auch bei der Behandlung einer Fehlgeburt. Daher ist es nachvollziehbar, dass sich viele Frauen wegen der zum Teil widersprüchlichen Aussagen, was zu tun sei, verwirrt fühlen. Manche meiner Patientinnen haben mich nach einem Abklärungsmarathon in der Sprechstunde gefragt: *Was würden Sie an meiner Stelle machen?*

Diese Frage an einen Menschen, dem man vertraut, ist nachvollziehbar. Doch Vorsicht: Jeder bezieht sich in seinen Entscheidungen auf die persönlichen Erfahrungen, die er zeit seines Lebens selbst gemacht hat. Aber niemand außer dir selbst weiß, was für dich der richtige Weg ist. Das heißt: Informiere dich so gut wie möglich, aber überflute dich nicht. Spüre deine Grenzen. Rede mit jemandem, dem du vertraust, der dich gut kennt und mit dem du offen über deine Zweifel sprechen kannst. So wirst du den für dich richtigen Weg finden.

Ein oft zitierter Spruch in der Medizin lautet: *Je mehr man sucht, desto mehr findet man auch.* Und das gilt ebenso für die Ursachensuche bei einer Fehlgeburt. Doch vieles von dem, was man findet, liegt in einer Grauzone, in der sich niemand so richtig auskennt. Unklare Befunde können bei einer erneuten Schwangerschaft enorme Angst auslösen. Es ist, als würde man Dr. Google wegen einer kleinen Befindlichkeitsstörung befragen und dann das Gefühl vermittelt bekommen, dass man morgen sterben wird.

Ähnlich liegt der Fall, wenn ich an die statistischen Berechnungen und das Wiederholungsrisiko für Fehlgeburten denke, zum Beispiel das Alter der Frauen betreffend. Ja, es gibt diese harten Zahlen, dass mit dem Alter der Frau das Fehlgeburtsrisiko steigt, doch sie bedeuten nicht zwangsläufig, dass sie auf dich zutreffen. Doch das fällt im Arztgespräch oft unter den Tisch, was leider dazu führt, dass wir uns von unserem Körper und unserem Empfinden entfernen und schlimmstenfalls von unserem Baby im Bauch. In einer Folgeschwangerschaft nach einer Fehlgeburt kann die Bestätigung von außen, dass alles gut ist, fast schon zur Sucht werden. Ein nächster Ultraschall, eine nächste Blutentnahme, ein nächstes CTG, noch mal den Anstieg des Schwangerschaftshormons im Blut überprüfen … Das ist zu einem Teil vernünftig, aber es hat auch eine Kehrseite: Wir ersetzen unser Gefühl durch statistische Aussagen.

Was genau bei dir der Auslöser gewesen sein mag, ob du ihn überhaupt jemals finden wirst, das steht in den Sternen. Denn oft wird trotz ausführlicher Diagnostik keine Ursache gefunden. Bei meinen Patientinnen habe ich oft gesehen, wie erleichtert sie nach einer kurzen Aufklärung über mögliche Ursachen waren. Die Schuld, die sie sich selbst gegeben hatten, wurde so von ihren Schultern genommen. Ich wünsche mir sehr, dass sich in naher Zukunft keine Frau mehr die Schuld für den Verlust ihres Kindes gibt.

Der erste Schritt ist immer die Ursachensuche. Denn manchmal kann man eine gezielte Behandlung einleiten, die das Risiko für weitere Fehlgeburten deutlich senkt.

Häufig ist eine Fehlgeburt auf eine genetische Ursache beim Kind zurückzuführen. Aber auch ein gesunder Embryo kann sich manchmal nicht weiterentwickeln, wenn zum Beispiel bestimmte Erkrankungen bei der Frau vorliegen. Dies wird von den Krankenkassen jedoch nicht als Grund für eine ausführliche Diagnostik angesehen. Meist erst nach drei Fehlgeburten übernehmen die Krankenkassen die Kosten für eine Ursachenforschung. Die Frage nach dem *Warum* ist eine Gratwanderung zwischen *nichts übersehen* aber auch nicht *zu viel abklären.*

Kann man das überhaupt, zu viel untersuchen? Ja gewiss, und auch Kleinigkeiten, unbedeutende Nebenbefunde ohne Relevanz können sehr beunruhigen – gerade in einer neuen Schwangerschaft. Wie heißt es sinngemäß? *Es gibt keine gesunden Menschen, nur solche, die nicht gründlich untersucht wurden.* Deshalb ist es wichtig, das Ziel im Auge zu behalten. Bei der Diagnostik nach Fehlgeburt sollten stets die Konsequenzen für weitere Schwangerschaften im Fokus stehen.

Sehen wir uns nun die wichtigsten Ursachen für eine Fehlgeburt an.

Lebensstil

Stress

Studien zeigen, dass Frauen, die vor oder zu Beginn der Schwangerschaft einer psychologischen Stressbelastung ausgesetzt waren, ein um 42 Prozent erhöhtes Risiko für eine Fehlgeburt haben. Zu den Stressfaktoren gehörten psychische Herausforderungen wie finanzielle Sorgen, Partnerschaftsprobleme, Stress am Arbeitsplatz und auch frühere Fehlgeburten.

Die Wissenschaftler*innen erklären den Zusammenhang zwischen Fehlgeburt und Stress damit, dass Stresshormone biochemische Prozesse beeinträchtigen können, die bei der Aufrechterhaltung der Schwangerschaft eine wichtige Rolle spielen. Unter Mediziner*innen ist der Zusammenhang von psychologischem Stress und Fehlgeburt dennoch umstritten. Denn was für viele Menschen absolut logisch klingt, ist wissenschaftlich schlichtweg schwer zu untersuchen, denn Stress wird sehr subjektiv empfunden und so ist eine objektive Erfassung von wahren Stressfaktoren schwierig.

Übrigens sprechen wir hier von chronischen, das heißt, dauerhaften Belastungen; bisher konnte in keiner Studie eindeutig nachgewiesen werden, dass kurzzeitiger Stress – wie zum Beispiel ein Stau, wenn man unbedingt pünktlich sein muss – das Fehlgeburtsrisiko erhöht.

Für mich war immer klar, dass ich in einer Schwangerschaft starken Stress vermeiden wollte, was gar nicht so einfach war, da ich nach meinen vorhergehenden Fehlgeburten ein gewisses Grundlevel an Stress hatte. Das Wichtigste erscheint mir, ein gesundes Maß an Achtsamkeit zu entwickeln.

Genussmittel

Alkohol

Alkohol ist ein Zellgift, kann das Wachstum des ungeborenen Kindes beeinträchtigen und im schlimmsten Fall zu einer Fehlgeburt führen. In älteren Filmen sieht man manchmal, wie eine Frau ihrem Partner die Schwangerschaft mitteilt, dieser dann eine Flasche Sekt oder Champagner aus dem Kühlschrank holt und man auf die gute Nachricht anstößt. Bitte nicht! Alkohol ist plazentagängig, das heißt, er erreicht das Kind. Das Kind trinkt mit und ist genauso alkoholisiert wie die Mutter. Es gibt keine Alkoholmenge, die für das Kind unbedenklich ist.

Kaffee

Es gibt keine eindeutigen Beweise für einen Zusammenhang zwischen normalem Koffeinkonsum und Fehlgeburten. Manche Studien zeigen jedoch, dass es einen dosisabhängigen Effekt zwischen Kaffee- oder Koffeinkonsum und frühen Fehlgeburten gibt.

Das liegt daran, dass manche Frauen Koffein genetisch bedingt nicht so schnell verstoffwechseln können, sodass es unverhältnismäßig lange im Blut verbleibt und dann auf den Embryo einwirkt. Internationale Leitlinien empfehlen daher, sich auf weniger als drei Tassen Kaffee zu beschränken.

Nikotin

Eine hochschwangere Frau, die in der Öffentlichkeit raucht, wird man bei uns kaum mehr sehen, denn es gehört zum Allgemeinwissen, dass Rauchen dem Baby schadet. Tatsächlich wiegen Kinder von Raucherinnen bei der Geburt oft zu wenig und leiden an Atemproblemen. Wenn es jedoch um Rauchen und Fehlgeburten geht, ist die Datenlage uneindeutig. Einige Studien weisen auf ein erhöhtes Risiko auch beim Passivrauchen hin. Andere Studien konnten kein erhöhtes Risiko feststellen. Meiner Meinung nach gehst du auf Nummer sicher, wenn du auf das Rauchen verzichtest, vor allem, falls du mehrere Fehlgeburten hattest und eine Fruchtbarkeitsbehandlung in Anspruch nimmst.

TIPP

WIR SIND SCHWANGER!

Immer mehr werdende Väter begleiten die Schwangerschaft ihrer Frauen aktiv. Sie trinken keinen Alkohol und hören auf zu rauchen. So unterstützen sie ihre Partnerinnen optimal.

Körpergewicht

Zahlreiche Schwangerschaftskomplikationen stehen in Verbindung mit starkem Übergewicht. Aber auch Untergewicht kann zu Fehlgeburten führen. Deshalb ist hier das Mittelmaß die beste Wahl.

Vitamin-D-Mangel

Die Coronapandemie hat die Bedeutung von Vitamin D ins Licht gerückt. Und auch in Bezug auf Fehlgeburten zeigen zahlreiche Studien einen bedeutenden Zusammenhang zwischen dem Vitamin-D-Spiegel und dem Risiko einer Fehlgeburt.

Inzwischen weiß man, dass Vitamin D für die Entwicklung des Kindes gerade in der Frühschwangerschaft wichtig ist. Ein niedriger Vitamin-D-Spiegel wird mit ernsthaften Schwangerschaftsproblemen in Verbindung gebracht, einschließlich Schwierigkeiten bei der Empfängnis.

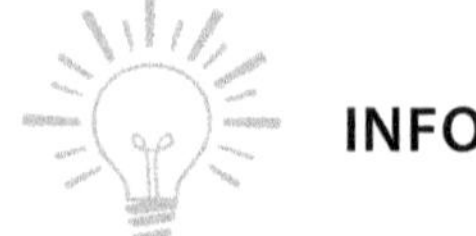

INFO

VITAMIN D ZUR PROPHYLAXE?

Von einem Vitamin-D-Mangel sind viele Menschen betroffen, besonders gefährdet sind Schwangere.

Klar ist: Viele Studien zeigen einen Zusammenhang zwischen einem niedrigen Vitamin-D-Spiegel und dem Risiko einer Fehlgeburt. Unklar ist jedoch, welcher Vitamin-D-Spiegel einer Fehlgeburt vorbeugen könnte.

Sprich mit deiner Ärztin oder deinem Arzt darüber, ob es sinnvoll ist, deinen Vitamin-D-Spiegel bestimmen zu lassen, und wie hoch er sein sollte. Idealerweise sollte der Vitamin-D-Spiegel schon vor Eintritt einer Schwangerschaft mit Vitamin-D-Tabletten ausgeglichen werden.

Alter und Fehlgeburten

Eizellen sind etwas ganz Besonderes. Die Eizelle, aus der du entstanden bist, wurde bereits angelegt, als deine Mutter noch in der Gebärmutter deiner Großmutter war. Eine Frau hat also eine Verbindung zu ihrer Mutter und sogar zu ihrer Großmutter, da die weiblichen Keimzellen schon in einem so frühen Entwicklungsstadium vorhanden sind. Dies unterstreicht die enge Verbindung zwischen den Generationen der weiblichen Linie.

Und: Mit der Eizelle beginnt das Leben. Aber leider ist es so, dass mit dem Alter einer Frau, und somit dem Alter einer Eizelle, das Risiko für genetische Defekte beim Embryo steigt, was zu einer Fehlgeburt führen kann. Dadurch hat das Alter einen starken Einfluss auf die Wahrscheinlichkeit einer Fehlgeburt. Beispielsweise hat eine 20-jährige Frau ein Risiko von etwa 10 Prozent, ihr Kind zu verlieren, während das Risiko bei einer 40-jährigen Frau fünfmal so hoch ist.

Altersgruppe in Jahren	–	Risiko einer Fehlgeburt in %
20–24		11 %
25–29		12 %
30–34		15 %
35–39		25 %
40–44		51 %
ab 45		über 70 %

Und wie sieht es mit dem Alter des Mannes aus? Haben Männer hier auch einen Bonus nach dem Motto *graue Schläfen machen interessant*?

Nein. Zwar bilden sich die Samenzellen im Gegensatz zu den Eizellen immer neu, deshalb dachte man lange, dass das Alter des Vaters bei Fehlgeburten keine Rolle spielt. Inzwischen ist die Forschung aber weiter: Auch mit dem Alter des Mannes erhöht sich das Risiko, dass die neu gebildeten Samenzellen fehlerhaft sind und sich die befruchtete Eizelle aus diesem Grund nicht weiterentwickeln kann.

Genetische Ursachen

»Ist eine Fehlgeburt erblich?«, das wurde ich von meinen Patientinnen in der Kinderwunschsprechstunde sehr häufig gefragt.

»In den allermeisten Fällen nicht«, antwortete ich. »Dennoch ist die häufigste Ursache einer frühen Fehlgeburt genetisch.«

»Das verstehe ich nicht«, erwiderten meine Patientinnen ratlos, und ich verstand, dass sie es nicht verstehen konnten, denn es ist kompliziert:

Unser Erbmaterial liegt auf Chromosomen, wir haben 46 Stück davon und auf ihnen sind ca. 30.000 Gene verteilt. Unsere Gene sind unser Bauplan, in ihnen ist die Farbe unserer Augen, unsere Körpergröße, Hautfarbe etc. festgeschrieben. Männer und Frauen unterscheiden sich durch die jeweiligen Geschlechtshormone. XX für eine Frau, XY für einen Mann.

Das Y-Chromosom ist der Sonderling unter den Chromosomen. Es ist das kleinste, jedoch hat es ganz wesentliche Aufgaben: Es sorgt für eine ausreichende Produktion von Spermien. Diese geben bei der Befruchtung entweder ein X- oder ein Y-Chromosom weiter, während eine Eizelle dagegen immer nur ein X-Chromosom weitergibt.

Die Eizelle ist zu Beginn immer weiblich, bis die Spermien festlegen, welches Geschlecht das zukünftige Kind haben wird. Bei diesem Prozess teilt sich die befruchtete Eizelle in mehreren Schritten, um das Erbgut von Vater und Mutter je zur Hälfte an das Kind weiterzugeben. Doch manchmal werden die Teilungsvorgänge der Eizelle gravierend beeinträchtigt, und so können sich Embryonen im Mutterleib nicht weiterentwickeln. In 50 bis 60 Prozent dieser Fälle weisen sie eine genetische Veränderung auf. *Eine Laune der Natur* nannte dies eine meiner Professorinnen. Solche Veränderungen werden in aller Regel nicht von den Eltern vererbt, sind also nicht im engeren Sinne erblich, sondern *zufällig*. So ist es auch bei Kindern mit Downsyndrom (freie Trisomie 21): Die Ursache ist genetisch, aber nicht erblich bedingt. Sie haben ein Chromosom 21 zu viel, also nicht zwei (je eines von Mutter und Vater), sondern drei. Meist stammt das dritte, zusätzliche separate Chromosom, das ungewöhnlicherweise in der Eizelle verblieben ist, von der Mutter. Das überzählige dritte Chromosom belastet den Embryo so stark, dass viele Kinder mit Downsyndrom während der Entwicklung im Mutterleib sterben und die Frau eine Fehlgeburt erleidet.

Nur bei etwa 5–10 Prozent aller Paare mit wiederholten Fehlgeburten kommt es vor, dass einer der Partner eine genetische Veränderung in sich trägt, die das Risiko einer Fehlgeburt stark erhöhen kann und somit eine wahrhaft erbliche Ursache vorliegt. Das Tückische daran: Man selbst merkt nicht, dass man eine solche genetische Veränderung weitergibt, weil sie für einen selbst völlig ungefährlich ist. Doch bei der Bildung von Ei- oder Samenzellen verändern sich solche ungefährlichen genetischen Anomalien so stark, dass ein neu entstandener Embryo damit nicht leben kann und es zu einer Fehlgeburt kommt. Mit den Teilungsvorgängen in der Eizelle hat das dann nichts mehr zu tun.

Um herauszufinden, ob eine genetische Ursache für die Fehlgeburt vorliegt, kann entweder der Embryo zum Beispiel nach einer Kürettage untersucht werden oder die genetische Diagnostik erfolgt durch eine Blutuntersuchung des Elternpaares.

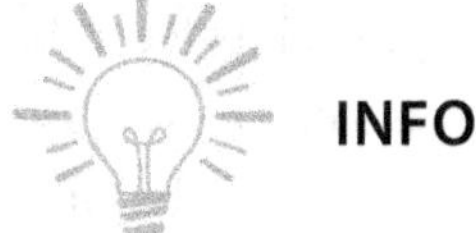

INFO

WAS ZAHLT DIE KASSE?

In der Regel werden sowohl Untersuchungen am embryonalen Gewebe als auch bei dem Paar erst nach der zweiten und manchmal erst nach der dritten Fehlgeburt übernommen.
Sollte man diese Analyse nach der ersten Fehlgeburt selbst bezahlen wollen, muss man pro Partner mit bis zu 600 Euro und mehr rechnen.

Ich erinnere mich noch sehr gut an eine junge Gynäkologin, die nach einer Fehlgeburt bei mir in der Sprechstunde war. Wie üblich klärte ich sie darüber auf, dass eine Kostenübernahme für eine genetische Untersuchung bei ihr und ihrem Partner erst ab der zweiten oder dritten Fehlgeburt erfolgen könnte. Daraufhin antwortete sie mir sehr bestimmt und selbstbewusst: »Ich spüre aber, dass da was nicht okay ist. Deshalb will ich den Test jetzt.« Sie tat sich sehr schwer damit, weil sie ihren eigenen Patienten immer davon abriet, eine genetische Untersuchung bei nur einer einzigen Fehlgeburt durchführen zu lassen.

Ja, Meinungen ändern sich, wenn man selbst betroffen ist. Und sie hatte recht – das Ergebnis traf sie wie ein Hammerschlag: Ihr Partner war Träger einer genetischen Veränderung, die mit einem Wiederholungsrisiko von etwa 40 Prozent für Fehlgeburten und einem hohen Risiko für Entwicklungsstörungen des Kindes verbunden ist. Mit diesem Wissen entschied sich das Paar für eine künstliche Befruchtung mit Untersuchung des Embryos vor dem Einsetzen in die Gebärmutter. »Leicht ist uns das nicht gefallen«, erzählte sie mir bei einem späteren Termin. Das konnte ich sehr gut verstehen, denn diese Entscheidung ist sehr komplex. Aber eine Fehlgeburt zu verkraften, ist eben auch komplex und oft eine schwierige Erfahrung, vor allem wenn das Risiko sehr hoch ist.

Dieses Beispiel der frühzeitigen genetischen Analyse zeigt deutlich, wie wichtig eine Abklärung der Ursachen bereits nach der ersten Fehlgeburt sein kann. Natürlich ist das alles eine Kostenfrage, denn eine genetische Untersuchung ist nicht billig. Aber das sind die Folgekosten einer Fehlgeburt, wenn sie in eine Depression oder posttraumatische Belastungsstörung mündet, auch nicht. Davon abgesehen kann man den betroffenen Frauen und Paaren die Wiederholung dieser Katastrophe ersparen, bei der die Schuldfrage nicht selten eine immer größere Rolle spielt.

Wie war es nun in diesem Beispiel? War der Mann der *Schuldige*? Meine Meinung ist hier eindeutig: Im Zusammenhang mit einer Fehlgeburt von Schuld zu sprechen, halte ich für völlig falsch und auch gefährlich. Denn selbst wenn einer der Partner ein erhöhtes Risiko für eine Fehlgeburt tragen würde, so können diese körperlichen Ursachen kaum beeinflusst werden. Er hat das ja nicht bewusst herbeigeführt. Von Schuld kann man da nicht sprechen, eher von Schicksal und Herausforderungen, die im Leben eben ungleich verteilt sind.

Manche meiner Patientinnen fanden eine genetische Abklärung ein bisschen gruselig, so als könne ich sie durchleuchten und alles über sie erfahren. Denn ist es nicht so, dass man alles über einen Menschen weiß, wenn man seine Gene entschlüsselt? Meine Patientinnen haben mich in der Sprechstunde oft gefragt, ob ich untersuchen könnte, ob sie und ihr Partner gut zusammenpassen. Aber Genetik ist keine Astrologie! Und obwohl man heute das ganze menschliche Genom entschlüsseln kann, stehen wir dennoch leider viel zu oft vor Rätseln.

Letztlich geht bei einer genetischen Abklärung für beiden Partner darum, herauszufinden, ob im Erbmaterial bei dem Paar die Ursache zu finden ist, wiederholte Fehlgeburten zu erleiden.

Viele Menschen glauben, Genetik sei endgültig, da könne man nichts heilen. Leider stimmt das: Eine genetische Anomalie bei den Eltern, die das Risiko für eine Fehlgeburt erhöht, kann man nicht therapieren, zumindest heute noch nicht. Man kann aber schon sehr früh in einer Schwangerschaft untersuchen, ob der Embryo diesen genetischen Defekt trägt oder nicht. Noch früher geht es im Rahmen einer künstlichen Befruchtung, sodass nur derjenige Embryo eingesetzt wird, der keinen genetischen Defekt trägt.

Gynäkologische Ursachen

Die erste Heimat des kleinen Menschleins ist die Gebärmutter. Daher ist es naheliegend, einen genauen Blick auf diese Umgebung zu werfen, wenn es um die Ursachen einer Fehlgeburt geht.

Bio-Scanning des Embryos

Schon bevor sich der Embryo in der Gebärmutter einnisten kann, muss er viele Hürden überwinden. Ist er an der Gebärmutterschleimhaut angekommen, wird er von bestimmten Schleimhautzellen in der Gebärmutter quasi abgescannt, vergleichbar mit einem Metalldetektor am Flughafen. Entdecken diese Biosensoren irgendeine Art von relevantem Fehler, wird die Einnistung des Embryos verhindert. Wie genau das die Schleimhaut herausfindet, weiß man noch nicht.

Diese Bio-Scan-Funktion der Gebärmutter steht nun mit Fehlgeburten in Zusammenhang: Denn bei Frauen mit wiederholten Fehlgeburten vermutet man ein verlängertes Fenster der Empfänglichkeit für die Einnistung nach dem Motto: Ich werde schon schwanger vom Hinschauen. Eine solche *Super-Fruchtbarkeit* kann jedoch die selektiven Funktionen des Bio-Scannings verringern, mit dem Ergebnis, dass auch nicht-gesunde Embryos aufgenommen werden, die sich irgendwann nicht mehr weiterentwickeln können, sodass es dann zu einer Fehlgeburt kommt. Das bedeutet, dass Frauen, die wiederholte Fehlgeburten erleben, es nicht-gesunden Embryonen trotz geringer Lebensfähigkeit ermöglichen, sich einzunisten.

All das ist noch Theorie und man kann die Funktion der Gebärmutterschleimhautzellen bisher auch nicht untersuchen lassen. Doch in der Tat habe ich es in meinen Sprechstunden häufig erlebt, dass mir Frauen gerade mit mehr als einer Fehlgeburt erzählten, dass sie nie lange auf die nächste Schwangerschaft warten mussten. Meist wurden sie nach Absetzen ihrer Verhütungsmittel sofort schwanger. Ob das an einer veränderten Funktion der Gebärmutterschleimhautzellen lag? Vielleicht werden wir in Zukunft mehr darüber erfahren. Im Moment können wir es nur staunend hinnehmen. Manchmal wird Frauen mit mehreren Fehlgeburten, bei denen man bisher keine Ursache finden konnte, eine künstliche Befruchtung mit Untersuchung des Embryos vor Einsetzen in die Gebärmutter angeboten. Die Theorie dahinter ist, dass man der Frau möglichst gesunde Embryonen einsetzt, die sich auch erfolgreich einnisten können.

Anomalien der Gebärmutter

Anomalien der Gebärmutter können angeboren sein oder sich im Laufe der Zeit entwickeln. Dazu gehören Veränderungen in der Gebärmutter, die die Gebärmutterhöhle unterteilen und oft stark einengen können. Dies kommt bei 5,5 Prozent aller Frauen vor. Bei Frauen, die eine Fehlgeburt hatten, ist der Prozentsatz höher: ca. 10–25 Prozent. Eine fachkundige Ursachenabklärung ist wichtig, denn bei Frauen mit einem Gebärmutterseptum, einer Art Scheidewand in der Gebärmutterhöhle, ist das Risiko, in den ersten 12 Wochen eine Fehlgeburt zu erleiden, 2,6-fach erhöht. Das liegt daran, dass dieses Gewebe die Durchblutung der Gebärmutter stört und sich die Plazenta nicht richtig entwickeln kann.

Myome, Polypen und Verwachsungen

Myome sind nicht angeboren. Doch im Laufe des Lebens wachsen diese gutartigen Geschwulste bei vielen Frauen innerhalb oder an der Muskelschicht der Gebärmutter entlang. Sie sind ungefährlich und werden oft nur durch Zufall entdeckt. Manche Frauen haben jedoch so viele oder so große Myome, dass sie Beschwerden bekommen wie eine verstärkte Regelblutung oder Bauchschmerzen.

Als Ursache für Fehlgeburten spielen die meisten Myome jedoch eine untergeordnete Rolle. Es sei denn, sie wachsen direkt unter der Gebärmutterschleimhaut, dann können sie die Einnistung der befruchteten Eizelle verhindern. Ob eine chirurgische Entfernung die Fehlgeburtenrate senken kann, ist noch unklar. Mir ist nur ein Fall bekannt, in dem die Entfernung eines sehr großen Myoms die Voraussetzung dafür war, dass eine Frau überhaupt schwanger werden konnte: Die Gebärmutter war vorher schon von diesem kindskopfgroßen Myom besetzt.

Gebärmutterpolypen sind Wucherungen an der Innenwand der Gebärmutterschleimhaut, die bis in die Gebärmutterhöhle hineinreichen. Je nach Größe können sie durchaus das Risiko für eine Fehlgeburt erhöhen, da sie die Gebärmutterhöhle einengen und den Embryo bei der Einnistung stören können.

Ein deutlich erhöhtes Risiko für Fehlgeburten sehen wir dagegen bei Verwachsungen oder Vernarbungen in der Gebärmutter. Gerade nach Kürettagen bleiben diese häufig zurück, nämlich bei fast 20 Prozent der Frauen. Diese Vernarbungen können die Einnistung des Embryos erschweren oder unmöglich machen. Auch deshalb sehe ich zumindest eine wiederholte Kürettage so kritisch. Oft bemerken die Frauen solche Verwachsungen erst, wenn sie schon weit fortgeschritten sind: Die Menstruationsblutung lässt nach, es kann zu Unfruchtbarkeit und Fehlgeburten kommen. Oder zu Komplikationen während der Schwangerschaft, weil sich an den Narbenstellen die Plazenta nicht richtig ausbilden kann, was zu einer Unterversorgung des Kindes führen kann. Grundsätzlich kann man die Verwachsungen in Spezialpraxen entfernen lassen. Jedoch ist ein solcher Eingriff wieder mit einer Verletzung der Gebärmutterschleimhaut verbunden.

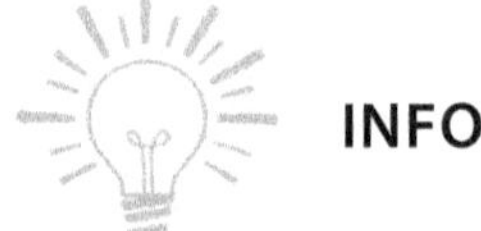

INFO

NUMMER SICHER!

Bei Verdacht auf Fehlbildungen der Gebärmutter, Myome, Polypen oder Verwachsungen kann eine 3D-Ultraschalluntersuchung und/oder eine Gebärmutterspiegelung durchgeführt werden.

Endokrinologische Ursachen: Wenn es an den Hormonen liegt

In der Schwangerschaft spielen Hormone eine besonders wichtige Rolle. Sie helfen dabei, ein neues Leben heranwachsen zu lassen und den Körper der Frau an die Bedürfnisse der Schwangerschaft anzupassen. Die Gebärmutter mit dem Kind darin ist nicht isoliert, viele Hormone wirken auf beide ein. Hormone sind also die chemischen Botenstoffe, die unser Körper braucht, um all seine Funktionen zu koordinieren und dafür zu sorgen, dass alles reibungslos funktioniert. Sie werden in verschiedenen Organen gebildet und haben auch verschiedene Aufgaben im Körper. Manche Hormone sagen deinem Körper, wie groß du werden sollst, und es gibt sogar Hormone, die dafür verantwortlich sind, wie du dich fühlst. Wenn zum Beispiel etwas Stressiges passiert, schüttet dein Gehirn das Hormon Adrenalin aus, das dafür sorgt, dass du hellwach bist, um die anstehenden Herausforderungen gut meistern zu können.

Gelbkörperschwäche

Vielleicht ist es dir bei deiner Fehlgeburt so ergangen: Du hast eine Blutung bemerkt, bist zum Arzt gegangen und er hat dir das Hormon Progesteron als vaginales Zäpfchen verschrieben.

Blutungen in einer Schwangerschaft können durch einen Progesteronmangel verursacht sein. Das hat mit dem Gelbkörper zu tun – ein Teil des Eierstocks, der zu Beginn einer Schwangerschaft die Versorgung des Embryos übernimmt und das Hormon Progesteron oder Gelbkörperhormon ausschüttet. Dieses Hormon lockert die Gebärmutterschleimhaut auf, macht sie sozusagen kuschelig weich für den Embryo.

Ist der Gelbkörper in den Eierstöcken nicht aktiv genug, wird zu wenig Progesteron gebildet, die Gebärmutterschleimhaut baut sich ab, die Periode setzt ein und die Frau verliert das Kind. Eine Gelbkörperschwäche gilt sogar als häufige Ursache für Fehlgeburten und wird – je nach Studie – bei bis zu 35 Prozent der Frauen mit wiederholten Fehlgeburten vermutet. Die Gelbkörperschwäche kann sich neben Blutungen in einer Schwangerschaft unter anderem durch eine verkürzte zweite Zyklushälfte, Zwischenblutungen innerhalb eines Zyklus und starke prämenstruelle Symptome (Unterleibsschmerzen, Muskel- und Gelenkschmerzen) bemerkbar machen.

Dein Arzt kann eine Gelbkörperschwäche vor einer Schwangerschaft durch einen Bluttest in der zweiten Zyklushälfte feststellen. Wenn eine Gelbkörperschwäche vorliegt, kann mit Progesteronpräparaten wie Utrogest oder Clomifen das fehlende Hormon zugeführt werden. Aber auch natürliche Mittel wie Mönchspfeffer oder Jamswurzel können helfen, den Gelbkörperhormonspiegel zu erhöhen und das Risiko für eine frühe Fehlgeburt zu senken. Welche Therapie für dich infrage kommt, solltest du mit deiner behandelnden Ärztin besprechen.

Ich selbst habe bei meiner zweiten Schwangerschaft nach einer leichten Blutung auch Progesteron-Zäpfchen verschrieben bekommen und gehofft, dass sie wirken. Während meinen Sprechstunden bin ich immer mal wieder zur Kliniktoilette gehastet, um mit zitternden Knien nachzusehen, ob die leichte Blutung aufgehört hatte.

Unvergessen ist mir eine Situation, in der ich am Waschbecken im Vorraum von einer Kollegin sozusagen abgefangen wurde, die mich schon überall suchte, weil unsere Sekretärin Geburtstag hatte und spontan mit allen, die gerade Zeit hatten, bei Kuchen und Kaffee feiern wollte. »Wir warten nur noch auf dich, Caroline!«

»Ich kann aber leider nicht, ich muss gleich …«, begann ich.

»Nein, musst du nicht!«, rief meine Kollegin. Blond, klug, Mutter einer fünfjährigen bildhübschen Tochter, sehr hilfsbereit und wahnsinnig nett. Ich mochte sie eigentlich. In diesem Moment wollte ich aber nur vor ihr weglaufen.

Doch keine Chance. Sie teilte mir mit: »Ich habe gerade im Terminplaner gesehen, dass deine nächste Patientin abgesagt hat!« Sie hakte sich bei mir unter und zog mich in den Flur.

Ich fühlte mich, als würde sie mich den langen Klinikgang entlangschleifen. Ich hätte am liebsten laut geschrien, aber brav ging ich mit und brav sang ich *Wie schön, dass du geboren bist, wir hätten dich sonst sehr vermisst* mit, einen Teller mit safrangelbem Kuchen in der Hand. Ich kämpfte mit den Tränen.

Gewiss, ich mochte unsere Sekretärin sehr. Aber ich war gerade in einer anderen Welt. In der ging es um Leben und Tod. *Warum habe ich mich nicht krankschreiben lassen?*, frage ich mich heute. Nun, ich wollte meine Kolleg*innen nicht im Stich lassen und meine Frauenärztin sagte, dass ich arbeiten könne. So war ich eben tapfer und schämte mich auch, weil die einfachste Sache der Welt bei mir so kompliziert war. Als hätte ich nicht an einem Ort gearbeitet, wo das bekannt war. Ein nicht erfüllter Kinderwunsch war unser aller täglich Brot.

Wenn ich heute an solche Momente zurückdenke, möchte ich diese jüngere Version von mir ganz festhalten und ihr sagen, dass sie mal an sich selbst denken soll. Und ich spüre wieder, wie sehr ich mich in den Jahren meiner Fehlgeburten zum Vorteil verändert habe, wie stark sie mich letztlich gemacht haben.

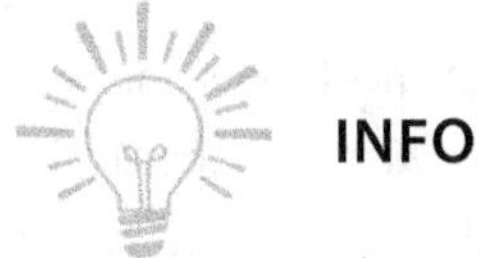

ZAUBERKRAUT: MÖNCHSPFEFFER?

Mönchspfeffer ist ein beliebtes homöopathisches Arzneimittel, das man ohne Rezept in der Apotheke kaufen kann. Es wird unter anderem bei Menstruationsbeschwerden und Zyklusunregelmäßigkeiten angewendet. Und auch wenn es bei einer früheren Fehlgeburt zu vorzeitigen Blutungen gekommen ist, soll das Zauberkraut helfen.

Was ist dran an diesem Schwangerschaftsmythos? Mönchspfeffer fördert tatsächlich die Bildung des Gelbkörperhormons und kann somit dazu beitragen, dass ein Progesteronmangel ausgeglichen wird. Es hat aber auch Nebenwirkungen und interagiert mit anderen Medikamenten. Daher sollte vor der Einnahme mit dem Arzt gesprochen werden.

PCO-Syndrom

Das Polyzystische Ovarialsyndrom, kurz PCO-Syndrom oder PCOS, ist eine der häufigsten Hormonstörungen, von der etwa 5–10 Prozent aller Frauen betroffen sind, oft ohne es zu wissen. Die Frage, ob das PCO-Syndrom zu einem erhöhten Risiko für Fehlgeburten führt, kann momentan noch nicht ganz eindeutig beantwortet werden. Es scheint aber durchaus einen Zusammenhang zu geben.

Eine mögliche Erklärung für die Erhöhung des Fehlgeburtsrisikos ist, dass der Körper zu viele männliche Hormone produziert, was die Einnistung des Embryos und die Aufrechterhaltung der Schwangerschaft stören kann. Zudem kann es unter anderem zu vermehrter Behaarung, Akne und Zyklusunregelmäßigkeiten sowie zystisch veränderten Eierstöcken kommen. Die

Diagnose kann unter anderem durch Hormonbestimmungen im Blut und durch Ultraschalluntersuchungen der Eierstöcke gesichert werden.

Diese Diagnose löst bei vielen Frauen Angst aus. *Kann ich jemals Kinder bekommen?* oder Ich fühle mich gar nicht mehr als Frau, wenn *ich zu viele männliche Hormone habe* hörte ich oft in meiner Sprechstunde. Es gibt jedoch viele gute Möglichkeiten, Frauen mit einem PCOS therapeutisch zu unterstützen. Weitere therapeutischen Optionen werden derzeit erforscht.

Schilddrüsenfunktionsstörungen

Sowohl eine Schilddrüsenunterfunktion (Hypothyreose) als auch eine Schilddrüsenüberfunktion (Hyperthyreose), insbesondere in Verbindung mit Schilddrüsen-Autoantikörpern, erhöhen das Risiko für eine Fehlgeburt. Hierbei sind im Körper die Schilddrüsenhormone, darunter das entscheidende Thyroxin, entweder zu hoch oder zu niedrig. Thyroxin wirkt sozusagen wie ein Energiebooster und ist maßgeblich für viele Wachstumsprozesse verantwortlich.

Bei der Suche nach den Ursachen einer Fehlgeburt ist es daher ratsam, insbesondere die Schilddrüsenfunktion abzuklären. Meist werden dazu in der Frauenarztpraxis die Schilddrüsenwerte im Blut überprüft. Sowohl eine Schilddrüsenunterfunktion als auch eine Schilddrüsenüberfunktion können behandelt werden. Wichtig ist, dass dies *vor* Eintritt einer Schwangerschaft erfolgt.

Schilddrüsenunterfunktion

Bei einer Schilddrüsenunterfunktion kann die Schilddrüse nicht genug Thyroxin produzieren. Das kann dazu führen, dass der Körper aus dem Gleichgewicht gerät und man sich müde, schlapp und manchmal auch nervös fühlt. Während der Schwangerschaft wird es für den Körper immer schwieriger, dem heranwachsenden Embryo beim Wachsen zu helfen, weil ihm einfach die Energie fehlt. Es betrifft vor allem junge Frauen und ist eine der häufigsten hormonellen Erkrankungen. Statistisch gesehen sind 5–20 Prozent betroffen.

Die gute Nachricht ist, dass eine Schilddrüsenunterfunktion durch die tägliche Einnahme einer Hormontablette behandelt werden kann. Dadurch wird das fehlende körpereigene Thyroxin ersetzt und das Kind wird in der nächsten Schwangerschaft ausreichend versorgt.

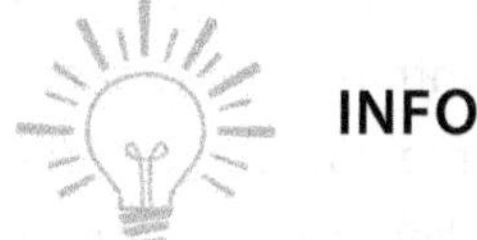

INFO

Es gibt auch eine versteckte oder latente Form der Schilddrüsenunterfunktion. Das bedeutet, dass zwar noch keine Symptome wie Müdigkeit oder Antriebslosigkeit auftreten, aber bestimmte Blutwerte bereits auf einen beginnenden Hormonmangel hinweisen. Um eine Frau möglichst gut vor einer Fehlgeburt zu schützen, wird oft auch diese latente Form behandelt.

Leider zeigen Studien immer wieder, dass viele Frauen mit einer Schilddrüsenunterfunktion zu wenig Hormone bekommen. Deshalb sollte man sich von einem Arzt umfassend beraten lassen, gegebenenfalls ist bei auffälligen Blutwerten eine fachärztliche Abklärung beim Endokrinologen sinnvoll!

Schilddrüsenüberfunktion

Die häufigste Ursache einer Schilddrüsenüberfunktion ist die Autoimmunerkrankung Morbus Basedow. Bei dieser Autoimmunerkrankung bildet der Körper aus noch ungeklärten Gründen Antikörper gegen die Schilddrüse, was zu einer übermäßigen Produktion von Schilddrüsenhormonen führt. Die Symptome einer Schilddrüsenüberfunktion sind vielfältig und nicht immer eindeutig. Hitzewallungen, erhöhter Puls, Schlafstörungen oder innere Unruhe, unerfüllter Kinderwunsch oder Fehlgeburten sind einige Hinweise. Eine Überfunktion der Schilddrüse als Ursache einer Fehlgeburt kann medikamentös und gegebenenfalls operativ behandelt werden.

Immunologische Ursachen

Bis heute ist es ein Rätsel, wie es dem Embryo gelingt, vom Immunsystem der Frau nicht abgestoßen zu werden. Immerhin trägt er die Hälfte der Erbinformation vom Vater, der im Körper der Mutter normalerweise als fremd oder gar als Eindringling erkannt wird und eigentlich eine Abstoßung auslösen müsste. Das kennt man zum Beispiel von Organtransplantationen. Betroffene Menschen müssen lebenslang Medikamente einnehmen, die die Abstoßungsreaktion des Immunsystems unterdrücken. Der Embryo muss sich also vor dem Immunsystem, konkret den sogenannten Killerzellen der Mutter regelrecht verstecken. Aber wie macht er das?

Paradoxerweise bildet die Frau, noch bevor die Killerzellen den Embryo bemerken, besondere Antikörper, die den Embryo schützen und sich wie ein Mantel um ihn legen und ihn vor den Angriffen der Killerzellen schützen. Sie umgeben den Embryo wie eine Tarnkappe, die ihn für die Immunabwehr der Mutter unsichtbar macht. Ist das nicht faszinierend? Das Kind wächst im Mutterleib heran, wird von ihr ernährt und muss gleichzeitig vor ihr geschützt werden, weil es sonst von ihr abgestoßen würde!

Werden nicht ausreichend schützende Antikörper gebildet, besteht leider eine hohe Wahrscheinlichkeit, dass der Embryo im Verlauf der Schwangerschaft von den Immunzellen der Mutter erkannt und abgestoßen wird. Außerhalb der Gebärmutter fließen die Killerzellen im Blutkreislauf mit. Sie erkennen fremde Zellen, die von außen in den Körper eindringen, und zerstören sie.

Es gibt eine Vielzahl von Untersuchungsangeboten, die das Immunsystem der Frau und auch das ihres Partners testen. Wenn dann diese fehlerhafte Reaktion bekannt ist, können in einer nächsten Schwangerschaft Medikamente oder Injektionen verabreicht werden, die die Immunantwort auf den Embryo ausbalancieren, damit er nicht abgestoßen wird. Bei Frauen, die mehrere Fehlgeburten ohne künstliche Befruchtung erlitten haben, beginnt diese Behandlung oft vor oder ab dem Bekanntwerden der Schwangerschaft. Bei zuvor erfolglosen künstlichen Befruchtungen bereits vor dem Einsetzen des Embryos.

Es gibt verschiedene Arten dieser Immuntherapien, von denen ich nur einige vielversprechendere vorstelle. Jedoch sind alle mehr oder weniger experimentell und werden auch manchmal bei unklaren Befunden gegeben:

Um eine übermäßige Immunantwort der natürlichen Killerzellen gegen den Embryo zu unterdrücken, wird in bestimmten Fällen Cortison in Tablettenform gegeben. Das gleiche Ergebnis kann durch intravenöse Infusion von Antikörpern von Fremdspendern in die Vene der Schwangeren oder durch intravenöse Infusion von Intralipiden (Lipidemulsionen, die hauptsächlich Sojaöl enthalten) erreicht werden.

Um vor Eintritt einer Schwangerschaft die mütterliche Immunantwort gegen den Embryo zu verstärken, damit ausreichend schützende Antikörper für den Embryo vorhanden sind, kann eine sogenannte aktive Immunisierung mit Partnerlymphozyten erfolgen. Dazu nimmt man dem Partner der Frau Blut ab und isoliert eine bestimmte Zellart, nämlich die Lymphozyten, und injiziert der Frau diese Immunzellen in die Haut des Unterarms. Die vollständige Wirkungsweise dieser Behandlung ist bis heute allerdings nicht geklärt.

Theoretisch ist das alles spannend, aber ein definitiver Nutzen konnte bisher nicht eindeutig nachgewiesen werden. Daher laufen weitere Studien, um besser einzugrenzen, wer von welcher Therapie profitiert. Das ist insbesondere deshalb relevant, weil es bei dieser neuartigen Immun-Diagnostik häufig zu unklaren Befunden bzw. Graubereichen kommt, die schwer zu deuten sind und die therapeutische Konsequenz unklar bleibt.

Als Ärztin bin ich immer wieder begeistert von den Fortschritten der Medizin. Vieles, was wir heute ganz selbstverständlich tun, wäre vor Jahrzehnten unvorstellbar gewesen, und unzählige Kinder verdanken ihr Leben der Forschung. Doch es gibt immer einen experimentellen Bereich, und neue Methoden werden erst einmal im Rahmen von Studien angewendet. Bei meiner fünften Schwangerschaft, meiner letzten mit meinem Sohn, wurde mir empfohlen, an einer solchen Studie teilzunehmen. Ich sollte ab Bekanntwerden der Schwangerschaft intravenös bis zur 24. Woche alle drei Wochen Antikörper erhalten, um meine Immunantwort zu besänftigen. Denn Studien weisen darauf hin, dass die intravenöse Applikation von Immunglobulinen die Konzentration und die Aktivität natürlicher Killerzellen herabsetzt.

Ja, das klingt logisch, aber es fühlte sich für mich nicht stimmig an, und da die Studienlage nicht eindeutig war, habe ich es abgelehnt. Ich hatte zwar keine Ahnung, wie ich meinen sehnsüchtigen Wunsch nach einem Kind erfüllen sollte, aber ich blieb meiner inneren Stimme treu. Das wiederum verstand mein Mann damals nicht, der mittlerweile in jeden kleinsten Schimmer große Hoffnung setzte. Ich erklärte ihm, dass ich manchmal den Eindruck habe, der Kinderwunsch würde gehandelt wie auf einem orientalischen Basar. *Versuch doch dies oder jenes, und nimm auch noch das. Viel hilft viel.* Nein, eben nicht!

Ich habe volles Verständnis dafür, wenn eine verzweifelte Frau am liebsten alles ausprobiert; das kann ein guter Weg sein. Doch heute bin ich sehr froh, dass ich mich auf meine Intuition verlassen habe und standhaft geblieben bin. Ich bin sicher, dass wir Frauen, wenn wir uns nicht verrückt machen lassen, sehr genau spüren, was uns und dem Baby guttut. Es ist nur manchmal so, dass wir von Ängsten, Sorgen und auch Hoffnungen überflutet werden und dann nicht mehr klar denken können und nach jedem Strohhalm greifen.

TIPP

Frage dich bei jeder Diagnostik, ob du diese wirklich brauchst, ob sie dich deinem Ziel, ein Kind zu bekommen, näherbringt. Denn manchmal geraten Frauen mit Kinderwunsch in eine Untersuchungsspirale. Lieber zwischendurch immer wieder innehalten und sich fragen: *Ist das wirklich nötig, was bringt mir das?* Bleib dir innerlich treu!

Autoimmunerkrankungen

Gelegentlich führen auch Autoimmunerkrankungen wie Multiple Sklerose, chronisch entzündliche Darmerkrankungen, Hashimoto oder Zöliakie zu einer Fehlgeburt. Das liegt daran, dass ein Organismus, in dem eine chronische Immunreaktion abläuft, ständig in Alarmbereitschaft ist und fälschlicherweise körpereigenes Gewebe angreift. Diese körperliche Ausnahmesituation kann dazu führen, dass viele entscheidende Prozesse, die für eine gesunde Schwangerschaft notwendig sind, verändert ablaufen. Deshalb ist es so wichtig, dass eine Autoimmunerkrankung erkannt und vor einer Schwangerschaft so gut wie möglich unter Kontrolle gebracht wird.

Therapeutisch ist die Wahl der Medikamente in einer Schwangerschaft oder einer geplanten Schwangerschaft eingeschränkt, dennoch stehen wirkungsvolle entzündungshemmende oder immunsuppressive Medikamente zur Verfügung. Interessanterweise stabilisieren sich viele autoimmune Erkrankungen während der Schwangerschaft.

Blutgerinnungsstörungen

Es gibt Blutgerinnungsstörungen, bei denen das Blut zu dickflüssig ist, also zu schnell gerinnt, was etwa ab der achten Woche zu Fehlgeburten führen kann. Denn ab diesem Zeitpunkt ist die Plazenta ausgebildet und es besteht bei zu starker Gerinnungsneigung die Gefahr, dass sich Blutgerinnsel in den kleinen plazentaren Gefäßen bilden und den Embryo von der Blutversorgung abschneiden.

Nach frühen Fehlgeburten ist es daher sinnvoll, eine Gerinnungsstörung ausschließen zu lassen. Eine einfache Blutuntersuchung im Labor, die auch in der gynäkologischen Praxis durchgeführt werden kann, reicht in der Regel aus. Häufig überweisen Gynäkologen jedoch an Gerinnungsspezialisten oder Humangenetiker, da die Ergebnisse manchmal nicht eindeutig sind.

Wurde eine Gerinnungsstörung festgestellt, kann einer weiteren Fehlgeburt mit den blutverdünnenden Medikamenten Acetylsalicylsäure (ASS) in Tablettenform oder Heparin in Spritzenform vorgebeugt werden.

Vaginales Mikrobiom

Das sogenannte Mikrobiom ist en vogue, auch wenn man es mit bloßem Auge nicht sehen kann. Meistens denken wir bei Mikrobiom an unseren Darm – dort gibt es besonders viele Bakterien. Aber auch in der Vagina und in der Gebärmutter leben sie und helfen uns, krankmachende Bakterien abzuwehren. Denn genau das ist mit Mikrobiom gemeint: Bakterien und Pilze. Bakterien kann man im Lichtmikroskop gerade noch als kleinste Pünktchen sehen. Es gibt gute und böse, förderliche und schädliche Bakterien. Sie stellen die simpelsten lebenden Organismen mit eigenem Stoffwechsel dar, das heißt, sie können so etwas wie essen, ausscheiden, miteinander kommunizieren und Sex haben. Viele, sehr, sehr viele, nämlich um die 30 Billionen nicht krank machende Bakterienarten begleiten uns ständig auf und in unserem Körper. Auf der Haut, im Mund, in der Nase und in der Lunge.

Allein in der Vagina leben mehr als 250 verschiedene Bakterienarten, vor allem Laktobazillen, Milchsäurebakterien, die für ein saures Milieu sorgen und den Embryo während der Schwangerschaft vor Krankheitserregern schützen. Sind die Laktobazillen in der Vagina und der Gebärmutterschleimhaut stark reduziert, sinkt die Wahrscheinlichkeit, dass sich der Embryo gut entwickeln kann, und das Risiko einer frühen Fehlgeburt steigt, so die neuesten Erkenntnisse aus der Medizin.

Bakterien sind also nicht alle *pfui Teufel*, sondern sehr, sehr wichtig für uns Menschen. Die guten schützen uns, die schlechten bescheren uns Blasentzündung, Durchfall und Gebärmutterschleimhautentzündung.

TIPP

MILCHSÄURE-KUR GEGEN FEHLGEBURTEN?

Die guten Milchsäurebakterien regenerieren und stabilisieren die Scheidenflora und die Gebärmutterschleimhaut und senken den pH-Wert in den optimalen natürlichen Bereich. Also am besten vorbeugend das vaginale Mikrobiom mit Laktobazillen stärken, die man rezeptfrei aus der Apotheke bekommt? Nicht unbedingt! In der Medizin gilt: Ohne Diagnose keine Therapie. Wenn die Flora in Ordnung ist, braucht man keine Milchsäurebakterien zuführen. Ob alles in Ordnung ist, lässt sich zumindest für die Vaginalflora mit einem Abstrich in der Frauenarztpraxis feststellen; die Gebärmutter muss im Rahmen einer aufwendigeren Gebärmutterspiegelung untersucht werden.

Neuere Studien gehen davon aus, dass ein Mangel an Laktobazillen auch die Ursache für eine chronische, oft asymptomatische Entzündung der Gebärmutterschleimhaut ist. In einer entzündeten Gebärmutterschleimhaut kann sich jedoch der Embryo nicht ausreichend entwickeln, was das Fehlgeburtsrisiko erhöhen kann.

Bei Frauen mit mehreren Fehlgeburten wird das Vorliegen einer solchen chronischen Entzündung der Gebärmutterschleimhaut sogar auf bis zu 30 Prozent geschätzt.

Diese Endometritis kann mit Antibiotika behandelt werden. Das Problem ist nur, dass diese Entzündung symptomlos verläuft und nur durch eine Biopsie der Gebärmutterschleimhaut festgestellt werden kann. Und diese muss unter Narkose durchgeführt werden und erfolgt meist erst nach der zweiten oder dritten Fehlgeburt.

Zudem zerstören die Antibiotika auch die Milchsäurebakterien in der Vagina, was sich wiederum negativ auf die Fruchtbarkeit auswirken kann. Um diesen Teufelskreis zu durchbrechen, ist nach der Antibiotikatherapie der Aufbau der Vaginalflora empfehlenswert. Einige Kinderwunschzentren haben diesen prophylaktischen Aufbau in ihren Therapieplan mitaufgenommen. Hierzu gibt es Kapseln zum Schlucken und Zäpfchen zum Einführen in die Vagina.

Inwiefern beeinflussen Männer das Fehlgeburtsrisiko?

Wenn man sich auf die Suche nach Risikofaktoren einer Fehlgeburt begibt, dann stehen erst einmal die Frauen im Fokus. Seit Längerem jedoch vermuten Forscher*innen, dass auch die Qualität der Spermien eine Rolle spielt. In einer Studie aus London wurden Spermien von 50 Männern analysiert, deren Partnerinnen mindestens dreimal hintereinander ein Kind vor der 20. Schwangerschaftswoche verloren. Es zeigte sich, dass im Sperma dieser Männer etwa doppelt so häufig Schäden am Erbgut, der DNA, vorhanden waren wie im Sperma von etwa 60 Männern aus einer Vergleichsgruppe, deren Partner*innen noch nie eine Fehlgeburt erlebt hatten.

Männer können ihre Spermienqualität durch eine bewusste und gesunde Lebensweise positiv beeinflussen. Die üblichen Empfehlungen wie gesunde Ernährung, Stressvermeidung, Gewichtsreduktion, Sport, Verzicht auf Alkohol und Nikotin verbessern die Spermienqualität tatsächlich deutlich. Gerade in der Schwangerschaft steht die Gesundheit im Vordergrund und manche Männer passen sich gern ihren Frauen an. Und das ist für die Frauen meistens sehr schön, unterstützend und fördert die Harmonie, die ja dann auch beim Baby ankommt.

9. AUSSICHTSLOS ODER KANN ICH TROTZDEM WAS TUN? – UNKLARE URSACHE EINER FEHLGEBURT UND MÖGLICHE THERAPIEN

Das war jahrelang mein Thema. Natürlich habe ich alles mögliche untersuchen lassen … und hörte stets *Alles in Ordnung*, egal, ob es mich betraf oder Oliver. Damit gehörte ich zu den vielen Frauen, bei denen keine Ursache ihrer Fehlgeburt gefunden wurde. Und das sind nicht wenige, denn bei 50–70 Prozent der Frauen, die nach der zweiten oder dritten Fehlgeburt untersucht werden, kann die Ursachen nicht geklärt werden.

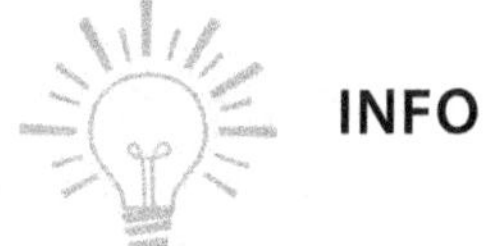

INFO

Erst wenn alle genetischen, anatomischen, endokrinen und etablierten immunologischen Faktoren sowie Ursachen einer veränderten Blutgerinnung ausgeschlossen sind, spricht man in der Medizin von unklaren Fehlgeburten.
Es gibt also vorher viel zu untersuchen!

Ich fühlte mich ziemlich hilflos. Warum gab es in so vielen Fällen keine eindeutige Antwort? Und ist das wirklich eine Laune der Natur, die bei manchen Frauen eben zufällig gehäuft auftritt? Oder gab es eine Antwort, die wir nur noch nicht kannten? Denn so ist es ja oft in der Medizin, wenn die Forschung erst nach und nach neue Therapien entwickelt.

Alles, was wir bisher wissen, deutet darauf hin, dass gerade bei den bisher als unklar diagnostizierten Ursachen das Immunsystem der Frau eine große Rolle zu spielen scheint. Es gibt inzwischen überzeugende Hinweise darauf, dass die Immunreaktion der Frau oder die Scan-Funktion der Schleimhautzellen der Gebärmutter dazu führen könnte, dass der Embryo verloren geht. Leider ist noch nicht abschließend geklärt, wie in diesen Fällen therapeutisch geholfen werden kann. Die Entwicklung entsprechender Therapeutika schreitet jedoch voran.

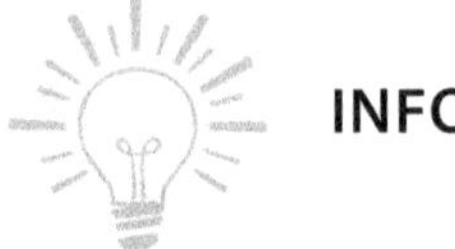

INFO

Je mehr Fehlgeburten eine Frau hatte, desto wahrscheinlicher ist es, dass immunologische Faktoren das Geschehen stark beeinflussen.

Ich glaube, für mich wäre es leichter gewesen, wenn ich die Ursache gekannt hätte – dann hätte der Feind ein Gesicht gehabt. So wusste ich nicht, gegen wen ich kämpfte, wusste nicht, was ich tun konnte, wie ich mich in einer nächsten Schwangerschaft verhalten sollte. Und immer wieder wurde mir zu einer neuen Untersuchung oder experimentellen Therapie geraten: *Wir können ja mal probieren, ob … Da gibt es eine aktuelle Studie, die schließt nicht aus, dass …* Viele Strohhalme, an einige klammerte ich mich – aber alle brachen, auch diejenigen, die mir wirklich Hoffnung gemacht hatten. Bei einem Gespräch in einem Kinderwunschzentrum erfuhr ich, dass meine Killerzellen, eine besondere Form der Immunzellen, im Graubereich lägen.

Nach so vielen Abklärungen blitzte manchmal mein Sinn für Humor auf. Rückblickend muss ich sagen, dass er nicht selten mein letzter Anker, mein Strohhalm war. Ich fragte die Ärztin: »Aha, was machen meine Killerzellen im grauen Bereich, war das schon immer so oder ist das ein Augenblicksbefund? Bräuchten sie mehr Farbe, Sonne, was ist jetzt die Lösung?«

Die Ärztin verstand oder teilte meinen Humor nicht. Sie erwiderte »Na ja, so genau kann man das nicht sagen.« Aber sie bot mir an: »Wir könnten die Messung noch mal wiederholen.«

»Okay, aber was dann?«, fragte ich. »Wenn der Befund wieder im Graubereich ist, dann wissen wir wieder nicht mehr, und wenn er normal ist, machen wir uns ständig Gedanken um diesen ersten unklaren Befund«.

Das sah sie auch so und hatte das nächste Angebot für mich: »Deshalb würden wir Ihnen schon jetzt in einer nächsten Schwangerschaft eine Antikörper-Infusion anbieten.«

Ich dachte nach. Die Frauen im Wartezimmer fielen mir ein. Nicht wenige hatten erfolglos drei, vier künstliche Befruchtungen hinter sich und waren fix und fertig. Sie waren schwanger mit ihrem Kinderwunsch, sie trugen ihn ständig mit sich. Während ich mich mit einer etwas länger unterhielt, dachte ich, dass sie ja gar kein eigenes Leben mehr habe – und ich auch nicht. Ihr brennender Kinderwunsch hatte sie in einen Teufelskreis katapultiert. Wie gern hätte ich ihr geholfen – und mir selbst. Aber vielleicht war mir einfach nicht zu helfen?

Irgendwann stand ich vor einer roten Linie. Ich fühlte, dass ich sie nicht übertreten konnte, durfte, sollte. Ich war an einem Punkt angelangt, an dem ich nichts mehr untersuchen lassen wollte. Denn so könnte es ewig weitergehen. Brachte mir das mein ersehntes Baby? Wahrscheinlich nicht. Und im Grunde genommen war doch schon alles gesagt. Ich wollte nicht noch mehr Befunde hören wie *unklar, schwer zu deuten, vielleicht noch einmal zur Abklärung …*

Ich erinnerte mich an meine eigenen Patientinnen und wie leid es mir oft tat, wenn ich sie mit einem Fragezeichen verabschieden musste: »Es ist leider so, dass wir nicht wissen, womit die Fehlgeburten zusammenhängen. Ich würde es Ihnen gern erklären, doch ich kann es im Moment nicht.« Und so sagte ich zu mir selbst: *Ich würde es dir gern erklären, liebe Caroline, doch ich kann es nicht. Es ist so.*

Und weil es so war, blieb ich vor dieser roten Linie und übertrat sie nicht. Viele Frauen entscheiden anders, weil ihre rote Linie an einer anderen Stelle verläuft.

Ich klammerte mich an diese Tatsache:

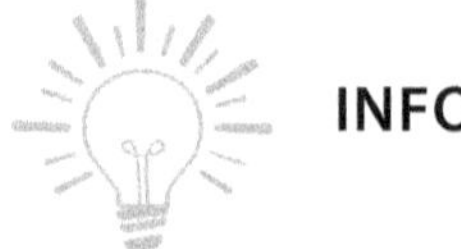

INFO

Die Wahrscheinlichkeit, dass eine Frau nach einer unklaren Fehlgeburt auch ohne Behandlung ein Kind zur Welt bringt, liegt zwischen 35 und 85 Prozent. Leider bedeutet diese Zahl nicht, dass dies bei der nächsten Schwangerschaft der Fall sein wird.

Aber wer gibt sich schon am Anfang mit einer unklaren Diagnose zufrieden? Es ist schwer, sich in ein vermeintliches Schicksal zu fügen. Meist will man etwas tun und so ist die Angebotspalette bunt und reicht von körperlicher Schonung über Spritzen, Kuren, Medikamente, Homöopathie, Akupunktur und Massagen bis hin zu chinesischen Kräutern.

Unter diesen Möglichkeiten gibt es durchaus vielversprechende Therapieansätze und die stelle ich im Folgenden vor.

INFO

Insbesondere bei unklaren Ursachen einer Fehlgeburt werden von den Kinderwunschzentren teilweise ganz neue Therapiekonzepte angeboten.

Auch hier kommt es auf dich und deinen Weg an: Wenn du bei einer erneuten Schwangerschaft an einer solchen Therapie interessiert bist, wähle das Kinderwunschzentrum aus, dessen Therapien dir am geeignetsten erscheinen.

Ergänzende Therapie: Tender Loving Care

Ich beginne mit einer Option, die sehr gute Erfolge zeigt. Sie ist eigentlich medizinisches Allgemeinwissen und vielfach belegt, fast schon ein Naturgesetz: Optimistische Patienten haben bessere Therapieerfolge. Und deshalb steht die Tender-Loving-Care-Methode bei meinen Therapievorstellungen auch ganz weit oben. Ihre Wirkweise kennen wir auch aus anderen medizinischen Bereichen, Stichwort: Psychoneuroimmunologie.

Dieses interdisziplinäre Forschungsgebiet befasst sich, wie im Wort angedeutet, mit der Wechselwirkung von Psyche, Nervensystem und Immunsystem. Sozusagen damit verwandt ist die Psychoneuroendokrinologie, die auch das Hormonsystem mit einbezieht. Leider scheint manchen Mediziner*innen nicht bewusst zu sein, dass der gute Kontakt zu ihren Patientinnen eine tragende Säule ihres Berufes ist. Dabei wissen wir aus vielen Studien, wie wichtig gerade auch das Vertrauen in eine Ärztin, einen Arzt für die Heilung ist. Das haben zahlreiche Studien sogar bei der Wundheilung nachgewiesen: Je entspannter ein Patient, je wohler er sich fühlt, je mehr Vertrauen er seinem medizinischen Umfeld entgegenbringt, desto größer sind seine Heilungschancen.

Doch unsere moderne Medizin orientiert sich leider immer mehr an der Wirtschaftlichkeit. Kliniken sollen schwarze Zahlen schreiben, Patienten werden verwaltet und noch bevor sie einen Arzt gesehen haben, ist in der Fallpauschale schon festgelegt, wie lange ihr Genesungsprozess dauern darf, wie lange sie im Krankenhaus bleiben dürfen. Viel Aufmerksamkeit und noch mehr Zeit muss vom medizinischen Personal für die Dokumentation aufgewendet werden. Zeit, die im Kontakt mit den Hilfe suchenden Menschen fehlt. Stattdessen wird das Gespräch oft von Apparaten und Messungen verdrängt. Immer mehr Patientinnen rechnen gar nicht mehr damit, dass sich medizinisches Fachpersonal wirklich für sie interessiert, ihnen wirklich zuhört. Sie sind geradezu verwundert, wenn sie untersucht werden, anstatt nur an Maschinen angeschlossen zu sein. Maschinen, die auch in der Schwangerschaftsvorsorge immer mehr Raum einnehmen.

Das wurde mir besonders bewusst, als meine Hebamme in meiner fünften Schwangerschaft mit einem uralten, fast altehrwürdigen Hörrohr (!) das Herz meines Kindes abhörte. Zuerst war ich irritiert: *Bin ich im Mittelalter gelandet?* Dann rief ich mir ins Gedächtnis, worum es ging: Herztöne des Kindes. Gewiss konnte die erfahrene Hebamme sie gut einordnen. Und wie wäre es in der Frauenarztpraxis gewesen? Gurt um den Bauch und dann per Ultraschall – was zwar nicht riskant, aber eben trotzdem eine Irritation ist – viele Minuten lang die Herztöne aufzeichnen. Man liegt dabei allein in einer Art Abstellkammer auf einer Liege. Das Resultat ist das Gleiche, doch einmal wie in einer Kfz-Werkstatt, wenn der Motor an den Diagnosecomputer angeschlossen wird, und das andere mal waren da die warmen Hände der Hebamme, ihr Atem, ein Scherz vielleicht, drei Herzen schlugen wie in einem Kreis … und das war sehr schön!

Berührung ist unser aller primäre, fundamentale menschliche Erfahrung. Noch ehe der neugeborene Mensch sieht oder saugt, wird er berührt, von seinen Eltern zärtlich gehalten. In der Berührung schüttet der Organismus zahlreiche Hormone aus, auch das sogenannte Kuschelhormon Oxytocin. Wir fühlen uns gemeint, geborgen, wertgeschätzt. Vertrauen und Fürsorge lassen Optimismus wachsen. *Ich schaue nach dir. Ich kümmere mich um dich. Bei mir bist du in guten Händen.*

In vielen Studien konnte wiederholt gezeigt werden, dass Schwangerschaften, die medinisch und psychologisch begleitet wurden, häufiger ein gutes Ende nehmen. Im Grunde genommen ist es das, was der gesunde Menschenverstand vorgibt: Geht es der Mutter gut, gedeiht das Kind am besten.

Also sollte Stress von einer werdenden Mutter ferngehalten werden, damit sie all ihre Kräfte auf das Wachsen und Gedeihen des neuen Lebens in ihr konzentrieren kann. Sie soll sich keine Sorgen machen müssen, sei es wegen finanzieller Probleme, Beziehungsproblemen, Wohnungsnot, Mobbing oder was auch immer. Viele dieser Bereiche können wir Mediziner*innen nicht beeinflussen, aber an der Uni Heidelberg haben wir schon früh das Konzept von TLC in unsere Sprechstunde für Paare mit Fehlgeburten integriert und sehr erfolgreich damit gearbeitet.

Die Kernpunkte von Tender Loving Care sind:

- Der Arzt vermittelt den Frauen ein Gefühl der Sicherheit und Geborgenheit.
- Der Schwangeren wird eine psychologische Betreuung angeboten. Diese sollte, wenn gewünscht, aus unterstützenden psychotherapeutischen Einzel- oder Gruppengesprächen bestehen.
- Die Patientinnen haben die Möglichkeit, ihre Frauenärzt*innen aufzusuchen, so oft sie es selbst für nötig erachten.
- Ultraschall- oder Herztonkontrollen sollten möglich sein.
- Viel Ruhe für die Schwangere, großzügige Ausstellung einer Arbeitsunfähigkeitsbescheinigung.
- Anbindung in eine Gruppe von Schwangeren mit ähnlichen Erlebnissen.
- Erlernen von Stressbewältigungsstrategien. Es kann hilfreich sein, diese bereits vor der nächsten Schwangerschaft zu üben. Bewährt haben sich autogenes Training, progressive Muskelrelaxation, systematische Desensibilisierung und kognitive Selbstinstruktionstherapie.

Mittlerweile blicken wir auf jahrzehntelange Erfahrung mit dem TLC-Konzept und die Erfolge sind enorm: So endeten in der Gruppe mit TLC erheblich mehr Schwangerschaften mit einem gesunden Kind (80–85 Prozent) als in konventionell betreuten Schwangerschaften (26–36 Prozent). Die Frauen, die in die Untersuchungen mit einbezogen wurden, hatten zuvor ein oder mehrere Kinder verloren.

Also kuscheln und gut? Nein, so einfach ist es leider nicht, viel zu komplex sind die Vorgänge beim Entstehen eines neuen Lebens und deshalb gibt es wie überall auch Kritiker dieses Konzepts. Dennoch zeigen diese Ergebnisse, dass die Psyche eine enorme Rolle in der Schwangerschaft spielt und großen Einfluss auf ihren gesunden Verlauf und die gute Entwicklung des Kindes hat. Ich selbst habe sehr oft gesehen, wie heilsam eine warmherzige und fürsorgliche Betreuung unserer schwangeren Patientinnen auf ihre Sorgen und Ängste wirkt. Allein das gute Gefühl, in der Frauenarztpraxis nicht lästig zu sein, wenn man *schon wieder* anruft oder einen Termin möchte, obwohl die nächste

Kontrolle erst in drei Wochen ist. Keine verdrehten Augen beim Personal, sondern: *Wir verstehen Ihre Sorgen. Ja gern schauen wir nach, dann können Sie wieder ganz beruhigt nach Hause gehen und brauchen sich von Ihren Sorgen nicht auffressen zu lassen, ob mit dem Baby alles in Ordnung ist. Das bringt nur Stress.*

Tender Loving Care kann auch am Telefon stattfinden. Viele schwangere Frauen schätzen es sehr, wenn sie sich telefonisch an ihre Praxis wenden können, um manche Kleinigkeit abzusprechen oder gerade nach mehreren Fehlgeburten eine Portion Optimismus zu tanken, dass es diesmal gut gehen wird.

Leider ist es nicht einfach, eine Schwangerenvorsorge im Sinne von Tender Loving Care zu bekommen. Es gibt kein Register, in dem man fündig wird. Immerhin steht es manchmal auf der Webseite einer Klinik oder Praxis, hier ein Beispiel:

https://kinderwunschaerztin.de/kinderwunsch/fehlgeburten/

Oft wird dieses Konzept der Tender Loving Care in einem interdisziplinären Netzwerk angeboten, in dem Mediziner*innen verschiedener Fachrichtungen zusammenarbeiten.

Leider gibt es derzeit keine regelmäßige psychologische Unterstützung für schwangere Frauen, die eine Fehlgeburt erlebt haben. Doch die kannst du dir selbst organisieren, ob bei einer Psychotherapeutin, einer Hebamme, einer Selbsthilfegruppe oder eben im Internet, wo sich in vielen Foren werdende Mütter austauschen.

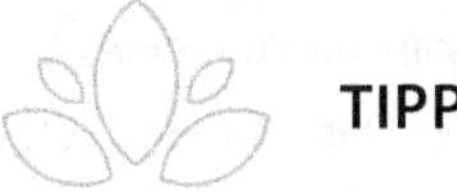

DEIN PERSÖNLICHER MUTTERPASS

Seit ungefähr 50 Jahren erhalten schwangere Frauen einen Mutterpass. Mit den Jahren hat er auch einen Bauch bekommen, ist immer dicker geworden. Heute umfasst dieses Dokument mehr als 150 Messungen und Analysen, mit denen man alle nur erdenklichen Risiken dokumentieren möchte. Mit jeder Veränderung bei den sogenannten Mutterschaftsrichtlinien kommen Möglichkeiten für Analysen im Labor dazu. Zuletzt wurde das Screening auf Gestationsdiabetes als Routineuntersuchung aufgenommen. Das wird bei der Präeklampsie wohl demnächst auch erfolgen.
Und was fehlt im Mutterpass? Die Psyche! Deshalb mein Vorschlag an dich: Stell dir selbst einen eigenen Mutterpass aus und trage dort alles ein, was dir guttut: Ein Gespräch mit einer Freundin, ein Lächeln in der Obstabteilung, ein Spaziergang, das stille Gespräch mit deinem Kind … Vielleicht wird das zu einem schönen Ritual während deiner Schwangerschaft.

Medikamentöse Therapien bei unklaren Fehlgeburten

Viel hilft viel, scheinen zahlreiche Frauen zu glauben, gerade nach wiederholten unklaren Fehlgeburten. Ich kenne das. Es ist schwer, solche Unklarheiten nach dem Verlust des eigenen Kindes auszuhalten. Also wird ein Ratschlag gegeben – so wie bei mir: »Frau Lehmann, wir können eine Antikörper-Infusion versuchen.« Evidenzbasiert war das sicher nicht, aber total *falsch* auch nicht.

Auch Magnesium, Acetylsalicylsäure, Heparin oder Progesteron werden in der Hoffnung genommen, es möge eine weitere Fehlgeburt verhindern. Qualitativ hochwertige Studien zur Wirksamkeit dieser Mittel bei unklaren Fehlgeburten sind selten, dennoch haben einige Ansätze gerade hier ihre Berechtigung. Den Placeboeffekt kann ich allerdings nicht unter die Lupe nehmen. Es ist jedoch vielfach nachgewiesen, dass der Glaube an die Wirksamkeit eines Mittels tatsächlich viel bewirken kann – bei manchen Menschen. Dass er Berge versetzt, ist bekannt. Ob er auch Kinder zur Welt bringt, weiß ich nicht. Hör in dich hinein, was dir guttut und sprich mit den Fachleuten, die dich begleiten, denen du vertraust. Was empfehlen sie dir – und was davon fühlt sich für dich stimmig an?

Acetylsalicylsäure (ASS) und Heparin

Zwei Wirkstoffe, die am häufigsten im Zusammenhang mit unklaren Fehlgeburten genannt werden, sind Acetylsalicylsäure (ASS) und Heparin. Lange Zeit vermutete man, dass Blutgerinnsel in den Gefäßen der Plazenta auch ohne Nachweis einer Gerinnungsstörung für Fehlgeburten verantwortlich sind, und behandelte daher mit den blutverdünnenden Medikamenten ASS und/oder Heparin, um diese Gerinnsel aufzulösen bzw. das Blut von vornherein dünnflüssiger zu machen. Diese Medikamente wurden (und werden zum Teil noch heute) den Schwangeren sozusagen prophylaktisch verabreicht, nach dem Motto: Wenn es nicht hilft, schadet es wenigstens nicht.

In einer großen Studie konnte jedoch eindeutig gezeigt werden, dass bei unklaren Fehlgeburten die Therapie mit ASS mit oder ohne Heparin keinen Effekt hat.

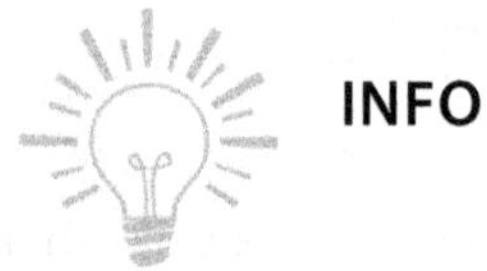

INFO

WUNDERMITTEL HEPARIN?

In den Medien hört man oft, dass Heparin das Wundermittel sei, um einer weiteren Fehlgeburt vorzubeugen. Doch die einzige Kombination, die sich zur Prophylaxe einer Fehlgeburt wirksam gezeigt hat, ist die Anwendung von ASS und Heparin bei der Behandlung einer bestimmten Form der Autoimmunerkrankung und bei einer nachgewiesenen Blutgerinnungsstörung.

Sei also vorsichtig, wenn du in Online-Foren liest, wie überglücklich eine frischgebackene Mutter nach einer langen Leidensgeschichte mit mehreren unklaren Fehlgeburten ist und angeblich dank ASS oder Heparin endlich ihr gesundes Kind in den Armen hält. Das mag für diese Frau zutreffen, muss aber nicht automatisch auch für dich gelten. Jeder Fall ist einzigartig und eine individuelle medizinische Beratung ist wichtig.

Magnesium

Viele schwangere Frauen haben einen Magnesiummangel, der zu unkontrollierten Kontraktionen der Gebärmutter und möglicherweise zu einer Fehlgeburt führen kann. Magnesium ist für viele Stoffwechselvorgänge im Körper unentbehrlich und wirkt zudem krampflösend und entspannend auf die Gebärmutter. Aus diesem Grund empfehlen viele Ärzte schwangeren Frauen die Einnahme von Magnesiumpräparaten, insbesondere wenn es bereits zu einer Fehlgeburt gekommen ist.

Aber bitte nimm es nicht einfach so ein und besprich die genaue Art und Dosierung mit dem Arzt. Denn der Bedarf muss an die Schwangerschaftswoche angepasst werden.

Außerdem ist es ratsam, auf eine gesunde und ausgewogene Ernährung zu achten. Magnesium aus natürlichen Quellen in der Nahrung wird vom Körper in der Regel leichter und effizienter aufgenommen als Magnesium in Tabletten. Auch magnesiumhaltiges Mineralwasser kann zu einer ausreichenden Versorgung beitragen.

Progesteron

Insbesondere wenn es in einer früheren Schwangerschaft zu Blutungen gekommen ist, wird bei der nächsten Schwangerschaft häufig Progesteron in Form von Vaginalzäpfchen verschrieben – auch wenn kein Progesteronmangel festgestellt wurde.

Es stellt sich nun die Frage: Bringt ein solches prophylaktisches Vorgehen etwas? Die Antwort lautet: Ja.

Progesteronzäpfchen zum Einführen in die Vagina zeigen bei unklaren Fehlgeburten durchaus eine Wirksamkeit. Die Wirksamkeit hängt jedoch von der Art des Progesterons (natürliches oder synthetisches Progesteron) ab und scheint nach den vorliegenden Studien vor allem bei Blutungen zu helfen. Ob die vorbeugende Gabe auch ohne Blutung sinnvoll ist, konnte noch nicht abschließend geklärt werden.

Genetische Therapie und künstliche Befruchtung?

Wie weit soll eine Frau gehen, wenn sie wiederholte Fehlgeburten erlitten hat? Vor allem, wenn die Ursache im Dunkeln liegt?

Ich kenne einige Frauen, die nach mehreren unklaren Fehlgeburten mithilfe einer künstlichen Befruchtung im Ausland doch noch Mutter wurden. Aber ich kenne auch Frauen, bei denen es nicht geklappt hat. Wichtig finde ich, dass wir uns diesen Weg gründlich überlegen. Die Entscheidung für eine künstliche Befruchtung ist komplex. Sie ist oft auch eine enorme Belastung – nicht nur für den weiblichen Körper, sondern auch für das Paar, da man viele Entscheidungen treffen muss, die einen überfordern können und auf die man oft nicht gut vorbereitet ist, wie zum Beispiel, ob man den Embryo vor dem Einsetzen auf genetische Anomalien testet.

Mithilfe fortschrittlicher Technologie können Embryonen von höchster Qualität ausgewählt werden, die in die Gebärmutter der Patientin übertragen werden und somit eine höhere Chance auf eine gesunde Entwicklung haben, heißt es auf der Seite einer privaten Kinderwunschklinik. Natürlich will man so etwas dann in Anspruch nehmen. Letztlich wird der Kinderwunsch aber auch zu einer sehr teuren Angelegenheit. Und so wird das potenzielle Kind auch zur Geldfrage. Andererseits: Wie unbedeutend erscheinen diese Zweifel, wenn man am Ende sein Baby im Arm hält …

Die bedeutenden Fachgesellschaften empfehlen übrigens keine künstliche Befruchtung bei Paaren mit wiederholten Fehlgeburten, wenn die Ursache nicht klar ist. Eine künstliche Befruchtung mit anschließender Untersuchung des Embryos sollte demgemäß nur bei nachgewiesenen genetischen Ursachen in Erwägung gezogen werden.

Resümee

Bei Frauen mit wiederholten unklaren Fehlgeburten werden häufig sog. empirische Therapieansätze angewendet, also Therapien, die auf Vermutungen, ersten Studienergebnissen oder der (einzelnen) Erfahrung des Arztes basieren. Das ist verständlich, da die betroffenen Paare nach erfolglosen Untersuchungen frustriert sind und oft einen starken Therapiewunsch haben. Doch es gibt den medizinischen Leitsatz *primum non nocere:* Nicht alles, was möglich ist, muss man tun. Vor allem nicht, wenn es mehr schadet als hilft. Leider gibt es nicht für jeden Therapie-Ansatz aussagekräftige Studien über die definitive Wirksamkeit. Das heißt, dass wir sehr oft im Dunkeln tappen. Was Fehlgeburten betrifft, kann man vieles optimieren, untersuchen und behandeln. Aber die Medizin kann nicht garantieren, dass eine Schwangerschaft mit der glücklichen Geburt eines gesunden Kindes endet. Gerade der medizinische Fortschritt macht es schwer zu akzeptieren, dass werdendes Leben nicht in jeder Hinsicht planbar und berechenbar ist – und nicht alles machbar ist.

Und das macht die Entscheidung für eine nächste Schwangerschaft so unendlich schwer. Man wird nie mit Sicherheit sagen können, ob in einem individuellen Einzelfall eine spezielle Therapie etwas bringt – gerade bei unklaren Fehlgeburten. Insofern bleibt als Kriterium der innere Kompass: Wie wohl fühlst du dich mit einer Therapie?

10. WENN SICH FEHLGEBURTEN WIEDERHOLEN

In der Medizin spricht man von habituell, wenn ein Paar zwei oder drei Fehlgeburten hintereinander erlebt. Zum Glück ist die Wahrscheinlichkeit dafür relativ gering; sie liegt bei 1–5 Prozent. Doch für die Frauen, die es trifft, ist es eine unbeschreiblich schwere Belastung. Nach vier Fehlgeburten spreche ich hier aus leidvoller eigener Erfahrung. Der Schmerz, den man dabei empfindet, lässt sich kaum in Worte fassen.

Als ich mich intensiver mit der Thematik von wiederholten Fehlgeburten auseinandersetzte, stieß ich auf einen interessanten Fakt, der mir bis dahin nicht bewusst war: Die tatsächliche Rate von wiederholten Fehlgeburten ist weitaus höher, als man es statistisch vermuten würde.

Wenn wir von ganz durchschnittlich angenommenen 15 Prozent Fehlgeburtsrate aller klinisch festgestellten Schwangerschaften ausgehen, würde man rein statistisch erwarten, dass nur bei 0,3 Prozent der Paare drei Fehlgeburten hintereinander auftreten. In der Realität ist die Zahl jedoch etwa zehnmal höher! Zumal das Risiko für eine weitere Fehlgeburt nach dem Verlust einer Schwangerschaft mit jeder weiteren Schwangerschaft steigt: Nach drei Fehlgeburten beträgt das Risiko über 30 Prozent, nach sechs Fehlgeburten sind es über 50 Prozent.

Das heißt, rein *zufällig* passieren wiederholte Fehlgeburten nicht bzw. muss es dafür eine Erklärung geben. Doch leider bleibt sie in so vielen Fällen unbekannt. Es scheint fast so, als ob es ein unentdecktes Geheimnis wäre, das sich der Medizin bislang entzieht.

Ich kann mich noch genau an den Moment erinnern, als ich die Zahlen in meinem Taschenrechner sah und mir klar wurde, dass die Wahrscheinlichkeit für meine vier hintereinander folgenden Fehlgeburten gerade einmal bei 0,05 Prozent liegt. Das ist unglaublich niedrig – und dennoch habe ich es erlebt. Letztlich sind Statistiken nur Zahlen und haben wenig Aussagekraft, wenn es um das eigene Leben geht und die statistische Wahrscheinlichkeit zur persönlichen Realität wird.

Auch wenn die Hälfte der Fehlgeburten ungeklärt bleiben, ist es dennoch wichtig, die Ursache für wiederholte Fehlgeburten untersuchen zu lassen. Denn wenn eine eindeutige Ursache gefunden wird, können die Ärzte in vielen Fällen Maßnahmen ergreifen und zukünftige Fehlgeburten verhindern.

Einige Frauen erleben wiederholte Fehlgeburten aufgrund einer nachgewiesenen genetischen Anomalie oder einer Autoimmunerkrankung, während bei anderen keine offensichtliche Ursache gefunden werden kann. In allen Fällen, ob mit bekannter oder unbekannter Ursache, ist es schwierig, sich von einem wiederholten Verlust zu erholen und das Vertrauen in die eigene Fähigkeit, ein gesundes Kind zur Welt zu bringen, wiederzuerlangen. Da bei mir keine Ursache für meine vier Fehlgeburten festgestellt wurden, fühlte ich mich oft wie gefangen in einem Kokon der Ungewissheit. Aber ich blieb meiner roten Linie treu. Vor allem, wenn man schon einmal eine Fehlgeburt erlebt hat, fragt man sich: Wie viel ist zu viel oder wie viel verträgt mein Körper und meine Psyche? Diese Fragen habe ich mir gestellt und viele meiner Patientinnen auch.

Ich finde, Abschied von seinem ungeborenen Kind zu nehmen, ist eine der schwierigsten Erfahrungen im Leben. Die Frage, wie viel ein Körper ertragen kann und wie oft noch ein erneuter Verlust psychisch verkraftet wird, ist zwar in dieser Situation von großer Bedeutung, aber es gibt keine klare Antwort auf diese Frage. Es gibt keine festgelegte Anzahl von Fehlgeburten, die eine Frau ertragen kann. Jeder Körper, jede Psyche ist anders und jede Frau reagiert anders auf den Verlust.

Deshalb ist es wichtig, auf die individuellen Bedürfnisse und Grenzen zu achten.

TIPP

Um diese schwierige Situation zu bewältigen, ist es sehr hilfreich, sich professionelle Hilfe und Unterstützung zu suchen. Ein Facharzt für Gynäkologie oder Humangenetik kann Untersuchungen durchführen und Behandlungsoptionen besprechen.
Aber eine psychologische Betreuung hilft dir dabei, den emotionalen Schmerz zu bewältigen.

11. LEERE

Viele Frauen entwickeln bereits in den ersten Wochen der Schwangerschaft sehr starke Gefühle für das kleine Wesen in ihrem Bauch. Manchmal verstehen sie selbst nicht, woher diese unermessliche Liebe kommt. Hormone allein scheinen keine befriedigende Antwort zu sein für so viel Liebe: Es war, als würde mein Herz überlaufen. Und wenn dann das Schreckliche geschieht, ist der Schmerz umso größer: Nie im Leben habe ich mich so allein gefühlt. Manchmal will ich gar nicht mehr leben …

Mein Baby ist tot und hat mich mitgenommen

Eine Fehlgeburt zerreißt das Leben in ein Davor und ein Danach. Manchmal ist die Trauer so groß, dass sogar Selbstmordgedanken aufkommen. Und ständig das Gefühl: *Keiner versteht mich. Was reden die anderen da – es war ja noch gar kein richtiges Kind? Das stimmt einfach nicht!*

Ja, mein Kind war im Werden. Doch meine Zukunft mit diesem Kind war schon fertiggebaut. Ich habe alles genau vor mir gesehen, wie es sein würde *… wenn ich dich im Arm halte. Wenn ich mich über dein Bettchen beuge. Wenn wir bei Oma und Opa sind. Wenn ich später mit dir auf dem Spielplatz bin.* Je nachdem, wie alt die Kinder waren, die mir auf der Straße begegnet sind, habe ich unsere Zukunft weiter ausgemalt in wunderschönen Farben. Und jetzt gibt es keine mehr. Nur das schwarze Loch.

Nichts scheint mehr Bestand zu haben, alles, was gestern noch sicher schien, ist verschwunden. Wir gründen eine Familie, die normalste Sache der Welt. *So vieles hängt an dem Baby, das war mir vorher gar nicht bewusst,* diesen Satz habe ich oft von Frauen gehört. Es geht auch um die Identität als werdende Eltern. Das war alles ganz selbstverständlich. Nie im Leben kam mir das vor wie etwas sehr Zerbrechliches, um das man bangen und kämpfen muss … Sich so zu fühlen, hat gravierende Auswirkungen auf das eigene Leben. Das zeigen zahlreiche Studien aus aller Welt.

Eine Studie, die 2021 in der Fachzeitschrift The Lancet veröffentlicht wurde, räumt gründlich mit dem lange vorherrschenden Mythos auf, dass eine frühe Fehlgeburt *leicht* zu verkraften sei. Die Auswirkungen auf die psychische Gesundheit seien viel größer als bisher angenommen, heißt es. In der Studie wird zudem kritisiert, dass regelhaft erst nach drei Fehlgeburten eine Ursachenforschung stattfindet. Auch die Frauen in meiner Sprechstunde waren zum Teil empört und wünschten sich, dass Frauen nicht erst mehrere Fehlgeburten durchmachen müssen, bevor sie Hilfe bekommen.

Fehlgeburten machen einsam. Und sie können schwerwiegende Folgen haben. Das zeigt eine Studie aus Großbritannien.
Es wurde festgestellt, dass eine Fehlgeburt:

- das Suizidrisiko vervierfacht,
- das Risiko einer Depression verdoppelt.

Zusammenfassend aus verschiedenen Studien ergibt sich:

- Bis zu 51 % der Frauen leiden innerhalb von 3 Monaten nach einer Fehlgeburt an schweren depressiven Episoden.
- Bis zu 41 % zeigen in den ersten Wochen nach der Fehlgeburt mittelschwere bis schwere Angstzustände.
- Bis zu 25 % entwickeln eine posttraumatische Belastungsstörung.

Natürlich wäre es wünschenswert, wenn nach einer Fehlgeburt für diejenigen, die dies möchten, eine psychologische Unterstützung verfügbar wäre. Leider sieht die Realität oft anders aus. Studien zeigen, dass die medizinischen Angebote zur Bewältigung einer frühen Fehlgeburt im Vergleich zu anderen perinatalen Verlusten deutlich geringer sind. Das Hauptproblem scheinen die damit verbundenen Kosten zu sein.

Wie schlimm das ist, habe ich nicht nur am eigenen Leib erfahren, sondern auch als Ärztin in unzähligen Gesprächen mit Patientinnen erlebt. Eine Frau ist mir für immer im Gedächtnis geblieben: Unsere Sekretärin rief mich, weil eine Patientin, die vor einigen Monaten bei mir in der Sprechstunde war, auf mich wartete. Das war erst mal nichts Ungewöhnliches. Vielleicht hatte sie ihren Befund vergessen oder eine Frage. Oder sie wollte mir etwas zeigen. Es war durchaus schon vorgekommen, dass Patientinnen mir ihr Baby vorstellen wollten, das sie so sehr ersehnt hatten. Doch diese Patientin war allein und in einem sehr verzweifelten Zustand. Was war geschehen?

Ich bat sie in mein Sprechzimmer, da sprudelte es nur so aus ihr heraus: Sie hatte mehrere IVF-Zyklen (In-vitro-Fertilisation) hinter sich und war wegen einer verminderten Eierstockfunktion zur weiteren Abklärung bei uns in der Genetik. Mit monotoner Stimme erzählte sie mir: »Nach dem vierten IVF-Zyklus war ich schwanger. Aber in der neunten Woche habe ich das Kind verloren. Seitdem fühle ich mich innerlich tot. Ich habe versucht, das durchzustehen, wirklich, ich habe alles versucht, aber ich fühle mich so entsetzlich schuldig, dass es wieder nicht geklappt hat, wo ich es doch so lange versucht habe. Ich habe es wieder nicht geschafft. Nicht mal nach vier Fruchtbarkeitsbehandlungen habe ich ein Baby verdient. Ich bin es überhaupt nicht wert, am Leben zu sein, ich tauge zu nichts, ich mache alle nur unglücklich.« Sie schluchzte. »Ich schaue morgens in den Spiegel und hasse mich! Dabei weiß ich genau, dass ich damit aufhören muss. Mein Mann ist mit den Nerven auch am Ende. Aber weniger wegen des Babys, sondern wegen mir. Gestern hat er gesagt: *Ich habe nicht nur ein Kind, ich habe auch meine Frau verloren.* Bitte, Frau Doktor, was soll ich tun? Ich komme da nicht mehr raus. Es ist ein Teufelskreis. Und das Schlimme ist, dass ich alle wegstoße, die mir helfen wollen. Ich bin mir selbst fremd geworden und diese Frau, die ich jetzt bin, die mag ich nicht. Ich kenne mich selbst nicht mehr. Gestern habe ich erfahren, dass meine beste Freundin schwanger ist. Mit einem Jungen, wie auch mein Kind einer geworden wäre. Ich hasse sie. Ich hasse alle schwangeren Frauen. Und mich noch viel mehr. Ich will tot sein.« Sie sackte in sich zusammen und drohte, vom Stuhl zu rutschen.

Mit einem Satz war ich bei ihr und hielt sie fest. In meinem Hinterkopf blinkten wie Alarmlichter die Fakten: Etwa 45 Prozent der Patienten, die sich das Leben nehmen, waren im Monat vor dem Suizid beim Arzt. Der Wunsch, sich das Leben zu nehmen, ist in etwa 90 Prozent der Fälle Ausdruck einer existenziellen Krise emotionaler oder psychosozialer Art, die die freie Entscheidungsfähigkeit erheblich einschränkt. Suizid ist in den seltensten Fällen eine freie Willensentscheidung.

Ich beruhigte die Patientin, die wie ein Häufchen Elend zusammengesunken in meinen Armen lag. Fast alles, was sie gesagt hatte, konnte ich nachempfinden. Denn ich war in ihrer Lage gewesen, wenngleich ohne künstliche Befruchtung. Doch ich konnte ihren Schmerz fühlen. Wir redeten lange, sie war damit einverstanden, dass ich unsere Psychiaterin mit zum Gespräch bat. Diese fand sofort die richtigen Worte und nahm sie dann auch stationär auf. Ich habe diese Frau, sie war Anfang 30, nie vergessen, doch leider habe ich sie nie wieder gesehen. Aber ich habe ihr immer alles Gute gewünscht und tue es auch an dieser Stelle.

Und nicht nur ihr gelten meine guten Gedanken, sondern allen Frauen, die in diese Hölle geraten. Ich möchte ihnen und euch und dir so unbedingt einen Ausweg zeigen. Ich weiß, wie es ist, sich in einem unaufhaltsamen Gedankenkarussell zu befinden und sich immer wieder zu fragen, was die Ursache für die Fehlgeburt gewesen sein könnte. Ich weiß, wie es ist, von Schuldgefühlen und Selbstvorwürfen regelrecht zerrissen zu werden.

Pure Selbstzerfleischung!

Viele Frauen leiden auch an körperlichen Symptomen wie Appetit- und Schlafstörungen. Ihr Depressionsrisiko ist ähnlich hoch wie von Menschen mit Krebserkrankung. Etwa 20 Prozent der Frauen zeigen eine anhaltende pathologische Trauerreaktion oder depressive Symptome sowie anhaltende schwangerschaftsbezogene Ängste bei einer neuen Schwangerschaft. Das Risiko steigt sogar mit der Anzahl der erlebten Fehlgeburten.

Es ist wie mit dem berühmten Stein, der ins Wasser fällt und weite Kreise zieht, so weite Kreise, dass eine nachfolgende Schwangerschaft von Anfang an stark belastet ist, insbesondere wenn der Verlust nicht angemessen verarbeitet wurde. Die Psyche macht Druck. Etwas ist nicht in Ordnung und das macht sich bemerkbar.

Es ist mir ein Herzensanliegen, dass du dich in deinem Körper sicher und stark fühlst und ihm vertraust – besonders, wenn du wieder schwanger bist oder es werden möchtest.

Vielleicht hilft dir dabei mein Workbook, das du auf meiner Website kostenlos herunterladen kannst:

https://caroline-lehmann.com/workbooks/#schwanger
werden-nach-fehlgeburt

Durch die psychische Belastung wird auch das Selbstwertgefühl stark beeinträchtigt. Eine Arbeitsgruppe des Universitätsklinikums Münster untersuchte 2005 die Daten von Patientinnen, die zwischen 1995 und 1999 ein Kind vor der Geburt verloren hatten. Es zeigte sich, dass zwei Drittel von ihnen auch zwei bis sieben Jahre nach dem Ereignis noch unter starkem Kummer litten. Die Intensität des Schmerzes unterschied sich dabei kaum von den Verlustgefühlen der Frauen, deren Fehlgeburt erst 14 Tage zurücklag. Diese Ergebnisse deuten nicht auf ungewöhnliche Trauerverläufe hin, sondern zeigen, wie intensiv die Beziehung zwischen Mutter und Kind bereits vor der Geburt ist und welche Tragweite der Verlust haben kann. Und wie wichtig es ist, sich ihm liebevoll und konstruktiv zu widmen, um danach wieder frei zu sein, für was auch immer. Ein Kind? Kein Kind? Noch ein Kind? Am besten mit so wenig Sorgen wie möglich schwanger werden, denn Sorgen kommen auch beim Baby im Bauch an.

Ja, ich weiß, das ist schwierig mit einer Vorgeschichte. Aber es ist möglich!

Mama Blues statt Baby Blues: Posttraumatische Belastungsstörungen nach einer Fehlgeburt

Ich könnte viele Lieder in der Tonart *Mama Blues* singen, meine eigenen und die von anderen Frauen. Unzählige Melodien habe ich gehört und oft glauben die Frauen, sie wären völlig allein. Nur sie hätten so komische Gedanken. Nur bei ihnen würde etwas nicht stimmen. Und so ziehen sich immer mehr zurück. Nicht selten erkennt eine Frau erst viele Jahre nach ihrer Fehlgeburt, dass sie damals an einer posttraumatischen Belastungsstörung (PTBS) litt. Es ist ein wichtiger Schritt, dies in seiner ganzen Tragweite wahrzunehmen, idealerweise so früh wie möglich. Und sie auch zu akzeptieren – als das, was sie ist: eine häufig vorkommende Reaktion des Organismus auf belastende, beängstigende und erschütternde Ereignisse. Die PTBS spult das schlimme Ereignis immer wieder und wieder ab, in Form von Albträumen, Rückblenden oder aufdringlichen Gedanken oder Bildern, die in ungewollten Momenten auftauchen. Die Symptome können Wochen, Monate oder sogar Jahre nach einem traumatischen Ereignis auftreten und zu vielerlei psychischen Problemen führen. Wie sagte einmal eine Patientin so treffend »Es ist, als würde ich in einem Gefängnis leben.« Eine andere war zutiefst erleichtert, als ich ihr erklärte, was eine PTBS ist, denn insgeheim hatte sie sich für verrückt gehalten oder befürchtet, es zu werden, bei all diesen seltsamen Symptomen. Das Wissen, was dahintersteckte, veränderte alles für sie. Damit konnte sie konstruktiv umgehen, es war die Antwort, nach der sie so lange gesucht hatte, eine Antwort, die sie unendlich erleichterte und ihr ihre Selbstwirksamkeit zurückgab.

Es ist sehr wichtig zu wissen, wo man ansetzen muss. Solange Fehlgeburten gesellschaftlich nicht so ernst genommen werden, wie es notwendig wäre, fehlt auch die notwendige Unterstützung. Ist das nicht seltsam? Wo doch Schwangerschaft ein Riesenthema in den Medien ist, sei es in Zeitschriften oder in den sozialen Medien. Eine Schwangerschaft endet immer mit einer Geburt oder einer Fehlgeburt; aber eben meist zu 75 Prozent in einer Fehlgeburt. Aber das kommt in der Öffentlichkeit quasi nicht vor. Gerade weil viele von uns nach dem Verlust eines Kindes in der frühen Schwangerschaft so tun, als sei nichts geschehen, werden psychische Reaktionen oft nicht richtig gedeutet, und es dauert manchmal sehr lange, bis man zu ihrem wahren Kern vordringt.

Auch Zwangsstörungen können nach einer Fehlgeburt auftreten. Ich erinnere mich an eine Patientin, die davon überzeugt war, dass ihre Fehlgeburt durch den Verzehr von Tomaten verursacht worden war, und die deshalb zwanghaft alle roten Nahrungsmittel mied und es schließlich nicht mehr ertragen konnte, wenn andere Menschen in ihrer Gegenwart rote Früchte aßen. Eine andere Patientin litt unter Selbstverletzungsimpulsen, sobald sie schwangere Frauen in der Öffentlichkeit sah.

Wenn ich bedenke, dass ich keine Psychologin, sondern Humangenetikerin bin und solche Berichte nur gelegentlich höre, frage ich mich manchmal, wie viele Frauen in der Realität seelisch derart stark auf den Verlust reagieren. Die Zahl der Frauen, die nach einem frühen Schwangerschaftsverlust Symptome einer PTBS zeigen, ist einfach sehr hoch. Und das auch noch nach vielen Monaten, obwohl man fälschlicherweise davon ausgeht, dass sich die Frauen schnell erholen.

Ich vermute, dass die Erwartung, das alles schnell zu vergessen und hinter sich zu lassen, zusätzlichen Druck aufbaut, weil sie unterstellt: Du bist nicht normal, mit dir stimmt was nicht. Bis zu diesen Ergebnissen ging man davon aus, dass nur Frauen, die eine *späte* Fehlgeburt oder eine Totgeburt erlitten hatten, gefährdet waren, eine PTBS zu entwickeln. Aber auch ein Jahr nach einer *frühen* Fehlgeburt leidet etwa ein Fünftel der Frauen an klinisch relevanten Ausprägungen einer Depression. In letzter Zeit sind einige Artikel erschienen, die die empirischen Befunde zu psychischen Erkrankungen nach Fehlgeburten kritisch zusammenfassen. Ich hoffe sehr, dass diese Ergebnisse nicht nur in Fachkreisen diskutiert werden, sondern auch alle Menschen da draußen und vor allem die betroffenen Frauen erreichen.

Wohin mit all diesen Patientinnen, von denen ja erst nach und nach bekannt wird, dass da noch was offen ist, die vieles nicht verarbeitet haben? Von wegen Routinefälle, die halt mal vor der zwölften Woche ein Kind verloren haben, blöd gelaufen.

Nach wie vor fehlen Nachsorgetermine für Frauen, die einen frühen Schwangerschaftsverlust erlitten haben. Ganz anders, wenn die Depression nach der Geburt, also postnatal eintritt. Dafür gibt es sogar eine eigene Ziffer im Abrechnungskatalog; weitläufig bekannter als Baby Blues. Aber auch der Baby Blues kann so abgrundtief sein, dass eine Mutter nicht mehr in der Lage ist, ihren Alltag zu bewältigen, geschweige denn ihrem Beruf nachzugehen oder ihr soziales Leben zu pflegen. Was wiederum Auswirkungen auf ihre Bindung zum Kind und insofern auf seine Zukunft hat. Kein Wunder, dass es hier so viel Hilfe für die Betroffenen gibt.

Ganz anders bei einer Fehlgeburt.

Trauer als Weichenstellung

Manche Krise hinterlässt tiefe Narben und macht uns sensibler für zukünftige Verletzungen. Widerfährt uns eine Fehlgeburt, dann sind wir weitgehend machtlos und gezwungen, ein stückweit die Kontrolle abzugeben. Egal, wie sehr wir es uns auch wünschen: Es liegt nicht in unserer Hand, ob wir Mutter werden. Auch nicht, wenn wir es mithilfe der Hightech-Medizin versuchen. Aber wie auch immer dieses Lebensthema endet: Es ist eine prägende Zeit. Eine sehr schmerzhafte Zeit, aber auch eine Zeit, in der wir uns selbst neu entdecken können und von der wir vielleicht später einmal sagen werden: Diese Zeit war eine Weichenstellung für mein ganzes weiteres Leben. Ohne diese Zeit wäre danach vieles anders gelaufen.

Das empfinden auch die Frauen in meinen Coachings so. Und wie gut es tut, sich nicht zu verstecken oder ganz zurückzuziehen, sondern sich mit anderen auszutauschen. Ich selbst habe auch sehr viel von diesen Frauen gelernt, denn jede von ihnen hat ihre eigene Art und Weise, mit dem Thema umzugehen. Und so werfen wir gemeinsam in einen Topf und köcheln eine nahrhafte Suppe für unsere Zukunft – vielleicht auch für einen neuen kleinen Menschen. Und dem tut es gut, wenn wir ihn mit Zuversicht beim Wachsen und Gedeihen unterstützen können. Doch damit das gelingt, ist die angemessene Trauer so wichtig.

Wenn das verlorene Kind im Rahmen einer Kinderwunschbehandlung entstanden ist, wird der Verlust oft noch intensiver erlebt und die Ängste vor dem nächsten Versuch können extrem steigen. Gerade für diese Frauen sind ihre Gefühle und ihre Trauer so wichtig, um das Erlebte in das eigene Leben zu integrieren.

Und das wiederum hängt von uns selbst ab. Vielleicht haben wir uns in der Trauer besser kennengelernt. Vielleicht sind wir über Grenzen gegangen, haben spirituelle Erfahrungen gemacht. Uns bei anderen Menschen öffnen können wie sonst nie. Heimat gefunden bei uns selbst, unsere ureigene Kraft entdeckt. Vielleicht haben wir besonders tiefe Gespräche geführt. Sind festgehalten worden. Reich beschenkt mit Freundschaft. Und auch mit Klarheit, weil sich manche Freunde als die falschen in diesem Moment erwiesen. Gelegentlich mag eine Beziehung in die Brüche gegangen sein. Oder sich intensiviert haben. Auf jeden Fall sind wir gereift.

Gewiss, diese Zeit ist keine, an die man gern zurückdenkt … oder doch … manchmal. Das kommt darauf an, ob wir sie angemessen und für uns stimmig verarbeiten konnten. Ob wir einen guten Platz für unseren Schmerz finden und das Gute mitnehmen konnten. Denn es gab doch auch viel Schönes … als wir noch uneingeschränkt guter Hoffnung waren.

Allein gelassen statt gelassen allein

Oft, schon bevor wir schwanger sind, gewiss aber, wenn es so weit ist, nimmt das künftige Kind einen Platz in unserem Leben ein. Es ist gefühlte Wirklichkeit. Es ist da, auch wenn niemand es sehen kann. Wir spüren es. Irgendwann ist es im Ultraschall sichtbar, aber doch noch zu klein für die großen Gefühle, die uns mit dem winzigen Lebewesen verbinden. Und dann ist es weg. Als hätte es nie existiert. Wie ein schöner Traum. Grauenvolles Erwachen. »Es tut mir leid«, sagt ein Arzt nach dem Ultraschall. Und auf einmal ist alles anders. Kein Kind, keine Pläne, keine Zukunft, keine Hoffnung. Leer. Und schwarz. Und Wut. Sehnsucht. Traurigkeit. Scham. Schuld. Hilflosigkeit. Allein, so grenzenlos allein. Das Baby fehlt. Fehlt überall …

Ich habe dich nie berühren können. Nur du hast mich berührt. Dein kleiner Körper in meinem Bauch. Hast meinen Herzschlag gehört. Mit mir geatmet. Warst mir so nah wie sonst niemand. Du und ich. Habe für dich mitgegessen und Vitaminsaft getrunken und Mozart gehört. Habe beide Hände auf meinen Bauch gelegt und dir Liebe geschickt. Mich so auf dich gefreut. Wenn ich dich endlich sehen kann. Wenn ich dich in meinen Armen halten kann. Wenn ich dir beim Schlafen zusehen kann. Endlich. Was für ein Mensch wirst du sein? Wärest du geworden. Was wirst du gerne mögen? Was hätte dir gefallen. Werden wir gut zueinanderpassen? Hätten wir gut zusammengepasst? Kommst du mehr nach mir oder nach deinem Vater? Du bist das erste Enkelkind. Alle freuen sich so auf dich. Du mein liebes Kind … Für alle anderen bist du unsichtbar geblieben, unspürbar. Deshalb bin ich jetzt so allein. Weil niemand diese Nähe nachvollziehen kann, die wir miteinander geteilt haben.

Phantomtrauer

Wie trauern um einen Menschen, der nur so kurz gelebt hat, den man über alles liebte und doch nie wirklich gekannt hat. Vor allem, wenn außer dem Partner und vielleicht der besten Freundin niemand von seiner Existenz wusste. Schwangerschaften werden bis zur 12. Woche oft wie Staatsgeheimnisse gehütet. Und so geht ein Riss durch das Miteinander mit anderen Menschen.

»Wieso meldest du dich nie am Telefon, immer ist die Mailbox dran«, beschwert sich eine Freundin.

»Sie sind ganz schön unkonzentriert in letzter Zeit«, stellt der Chef fest.

»Irgendwie bist du seit einiger Zeit komisch«, bemerkt die Schwiegermutter.

»Wieso bist du eigentlich dauernd so mies drauf?«, fragt die Kollegin.

Frühe Fehlgeburten treten zu einem Zeitpunkt auf, an dem die Schwangerschaft am wenigsten sichtbar ist, da sich der Körper äußerlich noch nicht wesentlich verändert hat. Oft ist diese fehlende Sichtbarkeit mit Schweigen verbunden, denn was nicht sichtbar ist, wird oft nicht als existent angesehen und erhält weniger gesellschaftliche Wertschätzung oder Anerkennung.

Eine Patientin erzählte mir einmal, dass sie, um ihre düstere Stimmung zu rechtfertigen, eine verstorbene Freundin aus der Schulzeit erfunden hatte. So konnte sie sich ein bisschen Schonzeit holen.

Eine andere Patientin beschrieb mir, dass sie sich fühlte, als würde sie an Phantomschmerzen leiden, wie man es nennt, wenn amputierte Gliedmaßen gespürt werden. Sie sind nicht da, dennoch schmerzen sie oft entsetzlich. Was natürlich keiner verstehen kann, denn: Da ist doch nichts. Dieses Auseinanderklaffen von eigener und fremder Wahrnehmung kann in die totale Isolation führen.

»Manchmal habe ich mich gefühlt, als würde ich in einer Parallelwelt leben«, erzählte mir einmal eine Patientin. Der mitbetroffene Partner hatte dafür nicht unbedingt Verständnis: »Ich will mich wieder freuen, nach Hause zu kommen, keinen Horror davor haben.«

Was das Trauern in unserer Gesellschaft insgesamt erschwert, ist das allgegenwärtige Effizienzdenken. In einer Leistungsgesellschaft fällt derjenige durchs Raster, der nicht *funktioniert*. Wir haben uns größtenteils an unsere Selbstwirksamkeit gewöhnt und können nicht gut damit umgehen, wenn etwas anders läuft als geplant. Das habe auch ich nach meinen Fehlgeburten so empfunden.

Ein Beispiel vom ersten Mal, meine Studienzeit lag noch nicht allzu lange zurück: Ich war es gewohnt, mich auf Prüfungen vorzubereiten, und lernte fleißig. Keine Frage, dass ich die Prüfungen bestand, meistens mit einer sehr guten Note. Die verdiente ich gefühlt auch – schließlich hatte ich mich bestens vorbereitet. Ich fühlte mich also *selbstwirksam*. Mein Glaubenssatz lautete: Wenn ich mich anstrenge, erreiche ich meine Ziele. Nun musste ich die bittere Erfahrung machen, dass das zwar im Studium so gewesen war, und sicherlich geht diese Rechnung auch in vielen anderen Lebensbereichen auf, aber nicht bei einem Kinderwunsch. So begegnete mir eine Unbekannte, die von da an zu einer mächtigen Begleiterin meines Lebens werden sollte. Ganz nach dem Motto: Du kannst dich im Leben auf nichts verlassen, nur darauf, dass du dich auf nichts verlassen kannst. Ja, so ist es, und diese übergeordnete Wahrheit kollidiert nun einmal mit unserem Machbarkeitsanspruch, der zum Teil so weit getrieben wird, dass, wenn etwas nicht klappt, Menschen unterstellt wird, sie hätten es nicht wirklich gewollt.

Ein eigenes Kind kann man nicht mit reiner Willensanstrengung herbeischaffen. Diese durchaus banale Tatsache stürzt viele Menschen jedoch in einen unerträglichen Kontrollverlust, und sie haben das Gefühl, versagt zu haben. So erging es mir damals auch und ich wusste nicht, wie ich damit umgehen sollte.

TIPP

WENN DIE TRAUER NICHT WEICHT

Falls du merkst, dass du in der Trauer feststeckst, dann scheue dich nicht, dir psychologische Unterstützung zu suchen. Frage dich ehrlich: Brauche ich Hilfe? Gib dir selbst die Erlaubnis: Ich DARF mir Hilfe suchen.

Trauer an sich ist keine Krankheit, Trauer ist normal und gesund. Aber aus der Trauer kann sich eine Krankheit entwickeln. Falls du Folgendes an dir oder deinem Partner bemerkst, such dir bitte ärztliche und therapeutische Hilfe! Das sind Warnsignale:
- depressive gedrückte Stimmung,
- Interessenverlust, Freudlosigkeit, Gefühl der Leere und Sinnlosigkeit,
- Gefühl der Wertlosigkeit,
- Antriebslosigkeit, erhöhte Ermüdbarkeit,
- quälende Schuldgefühle,
- zwanghaftes Grübeln, z. B. über die Todesursache des Kindes,
- ständige Gereiztheit, Wut, Ärger,
- Suizidgedanken, die darum kreisen, mit dem Kind vereint zu sein,
- ständige Verlustängste,

- verleugnendes Vermeidungsverhalten mit Auswirkungen auf Familie, Partnerschaft, Freundschaften und Arbeitsplatz,
- Medikamenten- und Drogenmissbrauch,
- Lebensmüdigkeit, Selbstmordgedanken,

Man geht davon aus, dass die akute Trauerphase etwa ein halbes Jahr andauert, manchmal auch ein ganzes Jahr. Dann sollte der Verlust nicht mehr das einzige zentrale Lebensthema darstellen.

Trauern als Paar

Wie eine Frau, ein Paar mit dem Verlust des Kindes umgeht, hängt von vielen Faktoren ab. Wie tragfähig ist die Beziehung, wie sind die äußeren Umstände, gibt es Geschwister, wie gut sind das Paar und jeder Einzelne in ein soziales Netz eingebunden? Und natürlich die eigenen Ressourcen und die eigene Resilienz. Was den einen vielleicht nur ins Stolpern bringt, kann den anderen zu Fall bringen, so dass er aus eigener Kraft kaum mehr aufstehen und weitergehen kann.

Das ist so. Wir Menschen sind fühlende Wesen und trotz vieler Gemeinsamkeiten auch sehr verschieden. Deshalb können wir anderen nicht vorschreiben, wie sie trauern sollen. Oder erwarten, dass sie unsere Art zu trauern für die einzig richtige halten. Und wir dürfen nie aus den Augen verlieren, dass die Trauer um ein früh verlorenes Kind nicht auf eine geteilte Vergangenheit, sondern sehr oft auf eine nicht gelebte Zukunft bezogen ist. Die Dauer dieser Trauer ist individuell verschieden. In der Regel ist der Prozess innerhalb eines Jahres abgeschlossen. In vielen Fällen aber auch nicht. Manchen Frauen fällt es leichter als anderen, die Tatsache zu akzeptieren, weil sie sofort nach vorne schauen und vielleicht einfach glauben, was sie von Fachleuten so oft hören: Beim nächsten Mal klappt es bestimmt.

Wenn die Trauerreaktionen bei beiden Partnern extrem unterschiedlich ablaufen, ist das Trennungsrisiko erhöht. Umso wichtiger sind Gespräche!

Rückzug verschlimmert die Situation, ob aus Traurigkeit oder aus dem Gefühl heraus, die/den anderen besser in Ruhe zu lassen. Dass die beiden Partner die Trauer unterschiedlich erleben, ist nachvollziehbar, denn die Frau hat den Verlust des Kindes am eigenen Leib erfahren. Der Mann war außen vor als Zuschauer, Mitfühler, erlebt weniger direkte Trauergefühle als sie zum verstorbenen Kind – und nun sorgt er sich oft um seine Partnerin.

Diesen Unterschied zu kennen – als Basis der Trauer – ist sehr wichtig! Eine Patientin sagte einmal zu mir: »Es ist, als hätte ich ein Bein verloren. Mein Mann ist deswegen auch traurig, aber er ist nicht traurig, weil er ein Bein verloren hat, sondern weil er sieht, wie viel Kummer mir das verlorene Bein macht. Er ist traurig, weil er sieht, wie ich durchs Leben hinke. Und das werfe ich ihm blöderweise manchmal vor.«

Nicht nur beim Verlust eines Kindes zeigen Frauen und Männer voneinander abweichendes Trauerverhalten, das kann man auch in anderen Fällen beobachten. Männer und Frauen – jeder Mensch trauert anders. Die einen räumen am nächsten Tag alles aus der Wohnung, was sie an die Zeit mit dem verlorenen Menschen erinnert, andere richten einen Tempel der Erinnerung ein. Die einen wollen am liebsten nur über den Verstorbenen sprechen, andere können lange überhaupt nicht reden.

Eine Studie untersuchte 194 Mütter und 143 Väter nach dem Verlust ihres ungeborenen Kindes. Das Ergebnis: Die Frauen litten häufiger unter Depressionen und Ängsten, während die Männer überdurchschnittlich häufig zum Alkohol griffen. Eine andere Studie fasst zusammen, dass Frauen oft das Bedürfnis haben, über den Tod ihres Kindes zu sprechen, während Männer dazu neigen, länger zu arbeiten und sich abzulenken. Natürlich sind hier Missverständnisse vorprogrammiert. Männern mag es vorkommen, als lebe ihre Partnerin nur noch in der Vergangenheit: »Unser Kind ist tot, versteh das doch endlich!«, sagen oder denken sie. Sie verstehen nicht, dass die Wiederholung des Geschehenen eine Verarbeitungsmöglichkeit für die Frauen ist. Mit jedem Mal wird es wahrer. Und kann irgendwann akzeptiert werden.

Eine weitere Studie kommt zu dem Ergebnis, dass mehr als ein Drittel der 185 befragten Frauen sich nach ihrer Fehlgeburt zwischenmenschlich von ihrem Partner entfernt hatten und/oder ihre sexuelle Beziehung darunter litt.

Frauen werfen Männern manchmal einen Mangel an Mitgefühl vor, gelegentlich drastisch formuliert: »Unser Kind hat dir wohl nichts bedeutet!« Was soll der Mann daraufhin sagen? Er packt seine Sporttasche und geht ins Fitnessstudio. Und die Frau fühlt sich bestätigt. Dabei leiden beide, aber jeder auf seine Art.

Für nicht wenige Männer ist es sehr schwierig, Gefühle zu zeigen. Besonders in der Öffentlichkeit, aber auch innerhalb der Beziehung. Eine kleine Studie hat gezeigt, dass Männer angesichts ihrer eigenen Verlustgefühle nach einer Fehlgeburt extrem überfordert sein können, wie sie sich sozial verhalten sollen oder wie sie ihre Partnerinnen angemessen unterstützen können. Ganz einfach, weil sie das nicht gelernt haben. Wenn nun die Partnerin ihrem sozialen Umfeld nichts von der Fehlgeburt erzählt hat, also einzig auf die Zuwendung ihres Partners angewiesen ist, kann das eine Beziehung überfordern. Denn auch er hat ein Kind verloren. Er möchte funktionieren. Stark sein. Für sie. Er sieht, wie seine Partnerin leidet, und will ihr nicht noch zusätzlich Kummer machen mit seinem Schmerz. So bemüht er sich um Sachlichkeit und erreicht damit ungewollt das Gegenteil.

Ich glaube, dass es sehr wichtig ist, sich als Paar einzugestehen, dass man in einer schwierigen Situation ist und Hilfe von außen braucht. Und dann? Am besten, eine professionelle Beratung in Anspruch nehmen, die idealerweise mit Fehlgeburten Erfahrung hat. Ein betroffener Vater erzählte mir einmal, wie schlimm es für ihn war, als er in der Praxis der Psychologin weinen musste. »Ich habe mich so unendlich geschämt. So habe ich in meinem ganzen Leben noch nicht geheult, ich konnte gar nicht mehr aufhören. Ich fühlte mich so jämmerlich. Aber danach ging es mir bedeutend besser«. Ein Klischee? Ich weiß es nicht, ich gebe nur wieder, was ich erlebt habe.

Kurioserweise berichten nicht wenige Frauen, dass sie glauben, für ihre Männer stark sein zu müssen: »Mein Partner kann nicht gut mit so was umgehen.«

Zwei, die sich gern helfen möchten, aber aneinander vorbeifühlen, weil sie nicht miteinander reden. Hinzu kommt, dass Männer oft kein so großes soziales Netzwerk haben wie Frauen. Und selbst wenn, dann wissen die Bekannten und Freunde vielleicht gar nicht, dass sie beinahe Väter geworden wären. Auch die Gynäkologin oder die Hebamme sind in der Regel eher Ansprechpartnerinnen für die Frau.

Manchmal legt der frühe Tod eines Kindes auch offen, was die Eltern irgendwie schon wussten: Wir passen nicht zusammen. Wegen des Kindes hat man sich noch mal zusammengerauft … aber viel mehr ist wohl nicht übrig von der einstigen Liebe.

Eine Frau beschrieb das einmal so: »Es mag verrückt klingen, aber am meisten bin ich meinem verstorbenen Kind heute dafür dankbar, dass es mir die Augen geöffnet hat, wie destruktiv meine Beziehung war. Wäre es zur Welt gekommen, wäre ich gewiss mit diesem Mann zusammengeblieben, und das hätte mir nicht gutgetan. Und auch dem Kind nicht. Meine Trauerzeit hat mir die Kraft gegeben, einen Schlussstrich zu ziehen.«

Die Trauerbewältigung bei queeren Paaren ist noch wenig erforscht. Eine neuere Studie weist jedoch darauf hin, dass queere Frauen möglicherweise stärker von einem frühen Verlust betroffen sind. Dies ist verständlich, wenn man bedenkt, dass der Weg zur Schwangerschaft für sie schwieriger war.

Manche Paare unterstützen sich intuitiv in ihrer Trauer. Wie im Tierreich hält immer einer Wache, während der andere gerade einen Trauerschub hat. Sie trauern also nicht zur gleichen Zeit, sondern einmal der eine, dann der andere. So können sie sich gegenseitig am besten unterstützen, weil sich immer einer um den anderen kümmern und ihn von alltäglichen Pflichten freistellt. Das ist nicht abgesprochen, es geschieht unbewusst … Vielleicht aus Liebe, aus Verbundenheit, aus Freundschaft … man trauert unterschiedlich, aber miteinander.

Während meine erste Beziehung die beiden Fehlgeburten nicht aushielt und letztendlich an existenziellen Fragen zerschellte, haben die beiden Fehlgeburten, die ich mit meinem heutigen Mann erlebte, unsere Beziehung gestärkt. Die Mehrheit der Frauen verarbeitet die Fehlgeburten zwar anders als ihre Partner, dennoch gaben mehr als die Hälfte an, ihre Beziehung hätte sich durch die Erfahrung gefestigt. Der Schlüssel für eine gemeinsame Zukunft nach einer Fehlgeburt heißt öffnen statt versperren: Reden, reden, reden – den anderen ausreden lassen! Zuhören, auch mit dem Herzen, neugierig sein, voneinander lernen, mitfühlen. Spüren: Gemeinsam schaffen wir das.

Wenn Paare schweigen, kann sich der Trauerprozess verlängern und sogar in eine anhaltende, pathologische Trauer übergehen, das belegen mehrere Studien, in denen festgestellt wurde, dass Frauen, denen es nach sechs Monaten immer noch sehr schlecht ging, meist mit Partnern zusammenlebten, die nicht darüber reden wollten oder sie in ihrer Trauer kaum unterstützten. Besonders für Frauen, die bereits mehr als eine Fehlgeburt erlebt haben, ist es von großer Bedeutung, über ihre Erfahrungen zu sprechen und sich Unterstützung zu suchen. Aber auch Männern tut das Reden gut, wenn sie erst mal damit beginnen. Denn eine Fehlgeburt bedeutet für sie einen Identitätsverlust als Vater.

Mein erster Partner war mit den beiden Fehlgeburten grenzenlos überfordert. Er konnte kaum darüber sprechen. Während meiner zweiten Fehlgeburt trennten wir uns. Allein im Krankenhaus bei der Kürettage zu sein – das war schlimm für mich. Dennoch hatte ich Verständnis für ihn. Ich wusste, dass er in gewisser Wiese nicht anders konnte. Er war gefangen in seinem Schmerz. Und ich war es in meinem.

Trauer im Freundeskreis

Freunde sind nahestehende Menschen. Sobald sie merken, dass es uns nicht gut geht, wollen sie gern helfen. Wenn Schicksalsschläge geschehen, für die es keine Antwort gibt, versuchen Freunde oft zu trösten, indem sie nach Erklärungen suchen.

Wer weiß, vielleicht hat das auch irgendwas Gutes?

Was soll daran gut sein, dass mein Kind gestorben ist?

In fünf Jahren denkst du bestimmt anders darüber.

Ich werde nie anders darüber denken!

Manchmal fühlen sich die Frauen und Paare dann erst recht unverstanden und im Stich gelassen, obwohl die Freunde doch alles versuchen, ihnen zu helfen.

Dass die Freunde es auch nicht leicht haben, kann man sich vorstellen, wenn man sich in ihre Situation versetzt. Womit könnten sie den Trauerprozess am besten unterstützen? Nun, mit etwas sehr Schwierigem: mit *Aushalten*. So sieht das auch Megan Devine, eine bekannte amerikanische Trauerexpertin. Wenn die Freunde also wenigstens für eine gewisse Zeit die Kraft aufbringen, die Situation, so schlimm sie ist, mitauszuhalten, ohne sie zu deuten oder zu verharmlosen und stattdessen im Arm halten, Suppe kochen, Alltagsaufgaben übernehmen, empfinden das viele Trauernde als große Hilfe.

Was zum Bruch einer Freundschaft führen kann, sind Kommentare wie *Wahrscheinlich wolltest du unbewusst gar kein Kind*. Und dann werden gern küchenpsychologische Gründe ins Feld geführt. *Falscher Mann, falsche Zeit, und eigentlich wolltest du doch Karriere machen. Das Kind hättest du doch nur für deine Mutter gekriegt, damit sie endlich Oma wird.* Oder es werden spirituelle Gründe angeführt, warum sich die kleine Seele entschlossen hätte, doch nicht auf die Welt zu kommen. *Vielleicht wegen dem Klimawandel?*

Ich persönlich fand es schlimm, als mir einmal eine sehr gläubige Frau erzählte, dass Gott diejenigen, die er am liebsten hat, am frühesten abberuft. Als ich dann nicht mit ihr in die Kirche gehen wollte, war sie gekränkt. Das geschieht oft, dass Menschen so reagieren, wenn ihre vermeintlich guten Tipps nicht beherzigt werden. Für eine Trauernde ist das natürlich fatal, man braucht ja schon so viel Kraft, um überhaupt irgendwie in seinem Leben klarzukommen, und soll jetzt auch noch andere trösten, weil man sich von ihnen nicht trösten lässt. Kein Wunder, dass viele Betroffene sich erst einmal zurückziehen.

Bei der Begleitung spielt es eine große Rolle, ob Freundinnen bereits Kinder haben. Zum einen ist es für eine Nicht-Mutter vielleicht schwieriger, die Gefühle der Trauernden nachzuvollziehen. Zum anderen kann eine Mutter, so seltsam das klingt, als Konkurrentin empfunden werden nach dem Motto:

Sie hat, was mir verwehrt ist. Oder eine Mutter erträgt den Schmerz ihrer Freundin nicht, weil er ihr Albträume macht: Was wäre, wenn ich mein Kind verliere ...

Manchmal wurden beide Freundinnen zur gleichen Zeit schwanger. Eine ist es noch immer, die andere hat ihr Kind verloren. Das kann eine enorme Belastung darstellen, weil die eine sich nicht mehr richtig traut, sich zu freuen, ja, sich fast schuldig fühlt, während die andere mit ihren Neidgefühlen zu kämpfen hat, wobei sie ihrer besten Freundin von Herzen stets das Beste wünscht. Da kann Freundschaft schnell in die Brüche gehen.

Eine Patientin, die zur Abklärung ihrer Fehlgeburt bei mir war, erzählte mir einmal von ihrer besten Freundin, die sich vier Wochen lang die gleichen Geschichten anhörte und eines Tages sagte: »Jetzt reicht es. Du hast eine Fehlgeburt gehabt, okay. Das war schlimm, keine Frage. Aber weißt du was? Die Welt dreht sich weiter, nicht nur um dich! Und ich würde vorschlagen, dass du jetzt mit mir aus deinem Loch rauskommst und wir ins Kino gehen oder irgendwohin. Aber hör auf, dich in deinem Leid zu suhlen.« Die Patientin berichtete, dass sie vor Empörung erst keine Luft mehr bekommen habe, dann aber über ihren Schatten beziehungsweise aus dem Schatten sprang. »Das war der heilsamste Arschtritt meines Lebens. Für mich war das die Wende. Von dem Moment an ging es aufwärts. Ich bin so froh, dass ich meine Freundin damals nicht rausgeworfen habe, was ich im ersten Impuls fast getan hätte.«

Trauer im Job

Oft wird eine Fehlgeburt am Arbeitsplatz verschwiegen. Nicht nur von der Frau selbst, sondern auch von den Kollegen, die so tun, als wüssten sie nichts davon. Es ist unangenehm, das Thema anzusprechen. Es fällt unter den Tisch und das kann sehr verletzend sein, vor allem, wenn sie sich bis dahin an ihrem Arbeitsplatz wohlgefühlt hat.

Andere Frauen wollen auf keinen Fall, dass ihr berufliches Umfeld erfährt, was passiert ist. Sie befürchten, manchmal zu Recht, dass sie dann nicht mehr als vollwertige Arbeitskraft angesehen werden. So ergeht es manchmal auch schwangeren Frauen, die plötzlich mit weniger wichtigen Aufgaben betraut werden. Man hat sie schon ein Stück weit abgeschrieben, auch wenn es noch Monate bis zum Mutterschutz sind.

Wieder andere Frauen haben schlaflose Nächte, weil sie nicht wissen, wie sie ihrem Arbeitgeber eine Abwesenheit wegen der Fehlgeburt erklären sollen oder dass sie eine Weile nicht im gewohnten Maße einsatzfähig sind. Einerseits möchten sie es vor Kolleginnen vielleicht nicht verschweigen, andererseits geht es Vorgesetzte oder gar die Personalabteilung nichts an.

Oft wird dann die Umschreibung gynäkologischer Eingriff gewählt, was im Fall einer Kürettage zwar medizinisch zutrifft, aber nicht annähernd die Tragweite der Situation erfasst. Und das kann dann wiederum zu Missverständnissen führen, wenn die vorher so starke Kollegin plötzlich unkonzentriert wirkt und nah am Wasser gebaut scheint.

Es ist eine schwierige Situation. Wie du sie handhaben möchtest, bleibt letztlich dir überlassen. Wichtig ist: Tu das, was für dich stimmig ist. Du bist deinem Arbeitgeber und deinen Kollegen gegenüber nicht zur Auskunft über deine Fehlgeburt verpflichtet.

Eine Patientin von mir machte unerwartet sehr positive Erfahrungen nach ihrer Rückkehr ins Büro: »Ich fühlte mich hilflos und allein. Es war, als ob die Fehlgeburt ein Tabuthema wäre. Aber als ich mich schließlich öffnete und meine Geschichte teilte, spürte ich so viel Mitgefühl – das hat einfach nur gutgetan. Ich war so erleichtert. Und am nächsten Tag erzählte mir eine Kollegin, dass sie vor vielen Jahren auch eine Fehlgeburt erlitten hat. Seit ich mich geoutet habe, ist die Stimmung in unserer Abteilung weicher geworden. Irgendwie gehen wir jetzt verständnisvoller miteinander um. Ich denke mir dann manchmal: Das hat mein totes Kind bewirkt.«

MUTTERSCHUTZ NACH FEHLGEBURT

Viele Frauen möchten sich nach einem solch tiefgreifenden Erlebnis erst einmal zurückziehen und von den seelischen und physischen Schmerzen erholen.

Doch welche Rechte haben Frauen nach einer Fehlgeburt – abgesehen von einer Krankschreibung wegen Arbeitsunfähigkeit und der möglichen Entgeltfortzahlung im Krankheitsfall? Tatsächlich wird Frauen nur dann acht Wochen Mutterschutz und Mutterschaftsgeld gewährt, wenn das Kind mindestens 500 Gramm wog oder nach der 24. Schwangerschaftswoche verstorben ist.

Im Falle einer Fehlgeburt erhält die Frau keinerlei Mutterschutz oder finanzielle Unterstützung: Grund hierfür ist, dass ein körperlicher Regenerationsbedarf, wie er bei einer Entbindung entsteht, bei einer Fehlgeburt typischerweise nicht gegeben ist. So zumindest begründet der Gesetzgeber die Regelung und tröstet Frauen mit dem Anspruch auf eine ärztliche Betreuung und Behandlung sowie einen erweiterten Kündigungsschutz. Einer Frau, die eine Fehlgeburt erlitten hat, darf demnach bis zum Ablauf von vier Monaten nicht gekündigt werden. Das gilt allerdings nur, wenn die Fehlgeburt nach der 12. Schwangerschaftswoche erfolgte.

Eine andere Patientin erzählte mir einmal, dass sie, um im Job ihre bedrückte Stimmung zu erklären, eine Krebserkrankung innerhalb ihrer Familie erfunden hatte. Zuerst hatte sie Skrupel, doch dann reaktivierte sie eine wahre Geschichte, die allerdings schon einige Jahre zurücklag, als ihre Mutter an Krebs erkrankt war. Ich fand die Idee im Prinzip sehr kreativ, muss aber gestehen, dass ich lieber eine Freundin erfunden hätte als der eigenen Mutter eine Erkrankung anzudichten. Oder ich hätte gleich geschwiegen, was heißt hier *hätte*: So habe ich es ja gemacht. Niemand im Job wusste, wie schlecht es mir ging, und ich brauchte viel Energie, um mir das nicht anmerken zu lassen. Aber zu Hause zu bleiben, wäre für mich keine Alternative gewesen, denn ich habe auch viel Kraft aus meiner Arbeit gezogen. Die Schicksale meiner Patienten, von denen mir viele ans Herz gewachsen sind, haben mich tief berührt und tun es immer noch.

Kurz nach einer meiner Fehlgeburten erfuhr ich bei der Arbeit, dass eine gemeinsame Kollegin auf einer anderen Station ein Kind zur Welt gebracht hatte. Das war das Tagesgespräch beim Mittagessen. Ich erinnere mich, dass mich plötzlich alle ansahen und jemand fragte. »Und du? Willst du keine Kinder haben?« Ich war so perplex, dass ich nicht antworten konnte. Ein Kollege sprang mir zur Seite. »Ach die Caroline«, scherzte er, »die macht nicht Kinder und Küche. Die macht Karriere!« Während ein Teil von mir ihm zutiefst dankbar war, fühlte sich ein anderer Teil in mir völlig falsch gesehen.

Meine ältere Nachbarin hat mir einmal erzählt, dass sie als junge Frau ständig gefragt wurde, wann es denn endlich so weit sei. Heute ist das zum Glück anders, das ist Privatsache. Aber getuschelt wird immer noch. In einer wissenschaftlichen Umfrage aus dem Jahre 2020 stimmten 40 Prozent der ungewollt kinderlosen Paare zu, dass es in unserer Gesellschaft ein Makel sei, kein Kind zu haben. Sechs Jahre zuvor waren es in derselben Studie nur 20 Prozent.

12. FÜLLE:
DIE REISE NACH INNEN

Oft werde ich gefragt, ob man nach einer so gravierenden Verlusterfahrung – oder mehreren – überhaupt jemals wieder in die innere Balance kommen kann. Ja, das kann man! Und aber: Man muss etwas dafür tun. Jeder Mensch ist anders, ein Weg kann für den einen ideal sein, für den anderen aber gar nicht. Ich könnte ein ganzes Buch mit guten Ratschlägen schreiben, aber in diesem Kapitel werde ich mich auf die konzentrieren, die mir am meisten geholfen haben.

Im Leben der meisten Frauen verändert der Verlust ihres Kindes alles. Manchmal merken sie das jedoch erst lange danach. Manche Frauen haben sogar das Gefühl, ein anderer Mensch geworden zu sein. Oft liegt das daran, dass sie zum ersten Mal in ihrem Leben mit existenziellen Fragen in Berührung kamen. Nicht in der Familie, nicht im Freundeskreis, nicht im Film, sondern ganz unmittelbar. Und nicht wenige Frauen empfinden das nach einiger Zeit als eine ganz besonders entscheidende Erfahrung.

Wie du in einigen Monaten oder Jahren über die Geschehnisse denken wirst, das hängt maßgeblich von deiner Trauerarbeit im Hier und Jetzt ab. Und natürlich von den Umständen. Hat dieser Verlust in deiner Beziehung, Familie, in deinem sozialen Umfeld einen guten Platz gefunden? Hast du dich in dieser schweren Zeit sicher und beschützt gefühlt? Wie bist du mit dir selbst im Krisenmodus umgegangen? Denn oft lernen wir uns ja in solchen Situationen von einer ganz neuen Seite kennen. Nicht selten sind wir überrascht von unserem Mut, unserer Kraft.

Ich habe durch meine vier Fehlgeburten so viel über mich gelernt wie in keinem anderen Moment meines Lebens und in keiner anderen Situation. Sie haben viel in meinem Leben verändert, und wenn ich zurückblicke, stelle ich fest, dass es trotz des großen Leids und Schmerzes alles in allem eine positive Veränderung war. Allerdings schaue ich heute in das strahlende Kindergesicht meines Happy Ends, denn meine fünfte Schwangerschaft wurde mit einem gesunden Kind gesegnet. Ich weiß nicht, wie es gewesen wäre, wenn ich noch einmal eine Fehlgeburt erlitten hätte.

Wenn ich heute zurückblicke, glaube ich, dass die Entscheidung für eine kleine Geburt zu den wichtigsten meines Lebens gehörte. Ich hörte auf meine innere Stimme und es erwachten in mir neue Kräfte, die mich durch meine letzte Schwangerschaft trugen. Denn die Erfahrung der natürlichen Geburt hatte mich mit so vielen positiven Emotionen geflutet … Ja, manchmal dachte ich mir sogar: Diese kleine Geburt hat mir Kraft für die Geburt mit meinem Sohn gegeben. Meinen Sohn brachte ich jedoch nicht wie gewünscht in meinem geborgenen Zuhause, sondern während Corona in der Klinik zur Welt. Hätte ich auch da mehr auf mein Gefühl hören sollen? Ihn zu Hause auf die Welt bringen? Das alles ist eine andere Geschichte, die ich irgendwann in einem anderen Buch erzählen werde. Alles lief anders, als ich es mir vorgestellt hatte. Nicht nur die Geburt, sondern auch die erste Zeit mit einem Säugling.

Auf diesen nächsten Seiten möchte ich dir erzählen, wie es mir gelungen ist, trotz des Schmerzes nach meinen Fehlgeburten zurückzufinden: zu mir selbst, zu meinem Optimismus und meiner Fröhlichkeit. Gewiss ist es ein großes Glück für mich, dass ich doch noch Mutter geworden bin. Doch viel wichtiger war es, dass ich eines Tages die Gewissheit hatte: Mein Leben ist auch erfüllt, wenn ich niemals ein Kind zur Welt bringe.

Raus aus dem Kinderkarussell

Die erste, und es war eine schwierige Entscheidung, die ich getroffen habe, klingt banal: Ich will, dass es mir wieder gut geht. Ich will raus aus der Traurigkeit. Ich will raus aus dem Gedankenkarussell. Denn ich muss gestehen, dass ich mich irgendwann dabei ertappt habe, es mir dort gemütlich einzurichten. Nicht nach dem ersten, aber nach dem dritten Mal. Da war ich mit meiner Kraft am Ende. Gewiss, ich habe mein Schicksal nicht in der Hand, aber ich habe es in der Hand, wie ich mit meinem Schicksal umgehe.

Doch dazu brauchte ich anfangs Unterstützung, jemanden, der mir einen Schubs in eine konstruktive Richtung gab. Heute noch bin ich einer Psychologin dankbar, die kein Blatt vor den Mund nahm – vermutlich war es genau das, was ich zur Orientierung brauchte: klare Worte. Sie sagte: »Sie können Ihre Kinder nicht zurückholen. Ihre Kinder sind tot. Aber Sie sind am Leben. Wollen Sie auch wirklich leben? Es wieder genießen?«

Ich nickte. Natürlich *wollte* ich das. Aber ich wusste nicht, wie.

Sie fuhr fort »Sie stellen sich Ihre Sternenkinder im Himmel vor? Ja, das ist ein schönes Bild. Und was würden Ihre Sternenkinder wohl gerne sehen, wenn sie Sie von der anderen Seite der Sterne anschauen könnten? Als Sternengucker andersherum: Wie würden sie sich wünschen, dass es ihrer Mutter geht?«

»Sie meinen, ich soll mich verabschieden?«, fragte ich damals nach.

»Nein, ich meine, dass Sie die Dinge so akzeptieren sollen, wie Sie sind«, sagte diese kluge Frau.

Als Menschen suchen wir nach Bildern, vor allem für das, was wir nicht verstehen können, wie zum Beispiel den Verlust eines geliebten Menschen. Für viele Menschen, auch wenn sie nicht gläubig sind, ist die Vorstellung vom Himmel ein sehr tröstliches Bild. So denke ich heute noch an meine lieben verstorbenen Sternenkinder. Vier Seelen im Himmel, ein unsterblicher Teil meines Lebens. Ob wir uns irgendwann wiedersehen … so weit denke ich nicht. Doch ich fühle: Irgendwie sind sie da, und das ist gut so. Sie dürfen bei mir sein. Und ich habe es akzeptiert, wie es ist. Es war ein weiter Weg bis zu diesem inneren Frieden. Ich musste ihn immer wieder gehen durch die Leere, die mich jedes Mal fast verschlang. Aber eines Tages erkannte ich, dass die Leere gar nicht leer war, sondern voller Antworten steckte. Und dann konnte ich diese Antworten in schöne Dinge verwandeln, die mir erneut Lebensmut und auch Freude schenkten. So wurden die Stimmen leiser, die fragten: Warum ich?

Ich begab mich auf eine Reise in mein Inneres und begegnete dort auch unschönen Seiten. Zum Beispiel meinem Neid auf andere Mütter. Warum klappte es bei ihnen und nicht bei mir? Ich setzte mich damit auseinander. Ich frage mich: Was bringt dir der Neid? Natürlich brachte er mir nichts. Außer Schmerz. Irgendwann ertappte ich mich einmal bei einem Lächeln, als ich eine Mutter mit ihrem Säugling sah. *Das hättest du sein können, Caroline. Das bist du aber nicht. Du bist eine andere. Ja, so ist es.*

Viele komische, wilde, sich widersprechende Gefühle schaute ich mir bei mir selbst an. Ich lief nicht weg, ich blieb stehen. Einfach war das nicht, doch wichtig. Es war wie ein großes Seelenaufräumen.

Ich häutete mich, streifte die Opferrolle ab. Das Leben, das so grau geworden war, bekam wieder Farbe. Und zwischendurch stürzte ich ab, fiel in ein Loch und krabbelte wieder nach oben. Nach einer Weile gab es immer weniger solcher Löcher und sie waren auch nicht mehr so tief.

Jeder Mensch hat eigene Bewältigungsstrategien, in der Psychologie werden sie Coping-Strategien genannt. Es ist uns gar nicht bewusst, dass wir sie anwenden, doch Leben will leben! Ich begann mich konstruktiv mit meinem Kinderwunsch auseinanderzusetzen. Warum war der eigentlich so stark? War das normal? Biologisch? Oder hatte ich mich da auf etwas fixiert? Und wenn es trotz meines großen Wunsches nicht klappte: Wollte ich tief in mir drin doch kein Kind und wusste das nur nicht? Auch darüber unterhielt ich mich mit meiner Therapeutin und das war eine sehr spannende Zeit für mich – eine Reise in die verborgenen Winkel meiner Seele. Ich setzte mich intensiv mit mir selbst auseinander, also mit mir, nicht mit mir ohne Kind. Ich war erschrocken, wie sehr ich mich in den letzten acht Jahren darüber definiert hatte, ob ich ein Kind habe oder nicht:

Mein Leben ist nur vollständig mit Kind.
Meine Beziehung ist nur wirklich gut mit Kind.
Ich kann nur glücklich sein mit Kind.

Einer meiner wichtigsten Schritte zurück in mein selbstbestimmtes Leben war es, das Müssen zu lassen. Ich musste gar nichts. *Ich bin Caroline, ich bin Ärztin, ich lebe in einer harmonischen Beziehung. Ich lese und tanze gerne, freue mich, wenn ich Zeit zum Joggen habe, und meine heimliche Leidenschaft, der ich leider nur selten nachgehen kann, ist das Backen.*

Caroline Lehmann, verheiratet, keine Kinder. Das war ich. Was sollte daran falsch sein? An mir war doch alles dran, an mir fehlte doch nichts. Nur in meiner Vorstellung von mir fehlte etwas. Wer war diese Caroline überhaupt? War sie schon erwachsen, oder steckte nicht auch ein trotziges kleines Mädchen in ihr, das unbedingt etwas wollte und nicht zufrieden war, so lange sie das nicht hatte? So wie mir eine Freundin mal gestanden hatte: »Ich wollte eigentlich nur ein Kind, weil meine Schwester eines hatte. Ich wollte mit ihr gleichziehen.«

Oder war es einfach ein biologisches Programm, das da in mir ablief und gegen das ich mich nicht wehren konnte? Wieso auch? Aber es kam auf das richtige Maß an. Acht Jahre im Kinderkarussell war ganz schön lang.

Meine Reise nach innen beantwortete mir nicht alle Fragen, aber viele. Und irgendwann konnte ich auch akzeptieren, dass es für manche Fragen schlichtweg keine Antworten gibt. Es ist so und Punkt.

Die Kinder, die ich gern an die Hand genommen und lieb gehabt hätte, die waren nicht auf die Welt gekommen. Doch in mir selbst steckte ja auch ein Kind. Und das freute sich, dass ich mich auch ihm einmal zuwandte.

Oliver freute sich, weil es mir nach und nach besser ging. Die Welt öffnete sich wieder für mich und für uns als Paar. Endlich konnte ich wieder sehen, wie gut es mir ging. Ich hatte doch so viel! Ja, ich hatte auch meine Sternenkinder und vor allem hatte ich mich. So kehrte das reiche Gefühl der Fülle zurück, das ich als junge Frau im Studium so oft empfunden hatte, als mir das Leben wie eine riesengroße Torte erschien.

Ich wollte nicht mehr kämpfen – gegen wen auch? Gegen mich selbst? Gegen die Natur? Ich war bereit, Frieden zu schließen. Und ich wollte diese ein bisschen verrückte Caroline neu kennenlernen. Ihren Kern erkunden. Das war spannend und nach und nach gefiel sie mir immer besser. Das war schon eine verrückte Kämpferin. Und mutig. Und sie konnte wirklich gut backen. Okay, manchmal war sie ein bisschen schräg, aber im Großen und Ganzen war diese Caroline eine Frau, mit der ich mich gern angefreundet hätte. Am besten gefiel mir an ihr, dass sie nicht stehen blieb, dass sie sich immer weiterentwickelte. Auch wenn es schmerzhaft war. Und sie gab nicht auf.

Wir wurden Freundinnen. Und so versöhnte ich mich mit mir und meinem Körper und noch viel mehr: Irgendwann kam ich bei mir an. Ich hatte mir erlaubt, meine Sternenkinder bei mir zu behalten – in meinen Gedanken, in meinem Sohn: Ihn zu erleben ist auch ein Stück Verbundenheit zu meinen Sternenkindern.

Abschied ade

Wenn wir nach einer Fehlgeburt allmählich wieder in die Zukunft blicken, hören wir oft den gut gemeinten Rat, dass wir loslassen und Abschied nehmen müssten. Doch leider funktioniert das bei den meisten Frauen nicht. Auch bei mir hat es damals nicht funktioniert. Heute weiß ich, dass ich sehr viel verdrängt und unterdrückt habe. Ich wollte schnell zum Alltag zurück, all das Schreckliche hinter mir lassen. Doch das hat nicht geklappt. Alles und noch viel mehr holte mich ein.

Viel später, erst in meinen eigenen Sprechstunden zu unerfülltem Kinderwunsch und Fehlgeburten, wurde mir klar, dass die Methode des Loslassens, die in anderen Bereichen vielleicht gut funktionieren mag, der falsche Ansatz ist. Denn etwas, das im eigenen Körper passiert – ein Traum, ein Kind, ein Leben, das stirbt –, das lässt man nicht einfach los. Das gehört zu einem selbst. Mittlerweile gibt es einige Studien dazu, die das Loslassen gerade bei Fehlgeburten und Totgeburten infrage stellen. Wenn man sich das genau überlegt, ist es auch logisch. Wie sollen wir etwas loslassen, mit dem wir körperlich verbunden waren?

Während es bei anderen Traumata hilfreich sein kann, loszulassen und Abschied zu nehmen, ist dies beim Verlust eines Kindes fast unmöglich. Deshalb passen viele gute Ratschläge aus der Trauerverarbeitung nicht für den Verlust eines Kindes.

Fast alle Frauen, die ich in meinen Sprechstunden begleitete oder die im Coaching bei mir sind, fühlen sich untrennbar mit ihrem Sternenkind verbunden. Einst waren sie es körperlich, nun empfinden sie es seelisch. Meiner Meinung nach geht es darum, diesem Gefühl zu folgen. Egal, was andere meinen. Den Frauen, die zu mir kommen, sage ich: *Du kannst dieser Krise nicht, so wie anderen, irgendwann den Rücken zukehren, feststellen, dass du jetzt fertig damit bist, und weitermachen wie vorher. Denn das Band, das dich mit deinem Kind verbindet, dein Wunsch, Mutter zu sein, ist stärker. Wenn du versuchst, dich dagegen zu wehren, wirst du wie mit angezogener Handbremse weiterleben, auch wenn dir das lange nicht bewusst sein wird. Das, was dich mit deinem Kind verbunden hat, bleibt bestehen. Es ist eine ganz eigene Kraft, gegen die du nicht ankämpfen solltest, sondern sie nutzen, integrieren, damit sie sich in dir konstruktiv entfalten kann. Und so seid ihr dann, auch wenn es seltsam klingt, gemeinsam am stärksten. Du und dein Sternenkind.*

INFO

Du musst dich nicht von deinem Sternenkind trennen, um einem nächsten Kind das Leben zu schenken. Das ist medizinisch betrachtet auch gar nicht möglich. Denn nach einer Fehlgeburt verbleibt ein kleiner Teil des Erbmaterials des verstorbenen Kindes in der Mutter und geht sogar bei einer nächsten Schwangerschaft auf das nächste Kind über. Dein verstorbenes Kind ist also nicht ausgelöscht, es lebt weiter. Diese Verbundenheit darf sein. Alle deine Gefühle sind berechtigt.

Viele Frauen haben mir erzählt, wie stark es sie unter Druck setzt, wenn ihre Umgebung ständig vom *Loslassen* und *Abschiednehmen* und *Weitermachen* spricht – am besten mit einer neuen Schwangerschaft. Aber dieses *Loslassen-Müssen* trennt uns oft von unseren eigenen Gefühlen und von uns selbst. Nichts passt mehr zusammen, es entsteht ein Mangelbewusstsein. Heilsam ist es, alles zu integrieren und Ja zu sagen zu diesem Kind. Ihm einen guten Platz zu geben, in dir.

Du gehörst zu mir für immer.
Und weil das so ist, bin ich so stark, wie ich nur sein kann.
Egal, was geschehen wird, du bist bei mir, weil wir zueinander gehören.
Und deshalb ist jetzt alles gut.

Gestern fragte mich eine Frau in einem Coaching: »Aber was soll ich denn tun, wenn alle ständig auf mich einreden, dass ich loslassen soll und weitermachen muss? Meine beste Freundin hat mir jetzt ein Buch geschenkt übers Abschiednehmen. Ich will das aber nicht.«

Ich riet ihr: »Sage klar und deutlich, dass du einen anderen Weg gehen wirst. Sage zu deiner Freundin: Ich möchte das nicht.«

Sie dachte eine Weile darüber nach. Es kam mir so vor, als sei sie in einem Zwiegespräch. Schließlich schmunzelte sie und erklärte »Ich glaube, lieber würde ich sagen: *Wir* möchten das nicht.«

Ich wusste sofort, wen sie mit *wir* meinte: sich selbst und ihr Sternenkind.

Jetzt musste ich eine Weile nachdenken. Dann meinte ich: »Das kannst du schon sagen, aber dann hält man dich vermutlich für ein bisschen daneben.«

Da lachte sie »Ich kann es mir ja denken, still und heimlich!«

Am Ende der Stunde sagte sie: »Heute habe ich ein neues *Wir* gefunden.«

Ist das *gefährlich* im Sinne einer Realitätsverleugnung? Ich glaube nicht. Denn meine Erfahrung zeigt mir, dass dieses *Wir* am Anfang wichtig sein kann, im Lauf der Zeit aber kleiner wird. Sicher ist: Keine einzige Frau, die ich begleitet habe, wollte das Lebewesen loslassen, mit dem sie inniglich verbunden war. Es hätte sich wie ein Entreißen angefühlt. Doch als sie auf ihre innere Stimme hörte und sich erlaubte, die seelische Nabelschnur, dieses innere Band, nicht brutal zu durchtrennen, ging es ihr besser. Und nach und nach konnte sie in ihr normales Leben zurückkehren. Sie war nicht mehr dieselbe. Sie war reicher geworden. An Erfahrung, an Leid, an Erkenntnis, aber auch an Kraft, an Mut, an Zuversicht. Und reicher an Erfahrungen mit ihrem Sternenkind. Wie das im Detail gelingen kann, dafür reicht der Platz in diesem Buch nicht aus. Wenn es dich interessiert: Melde dich bei mir für ein Coaching oder komm in meinen Online-Kurs. Nachfolgend einige Anregungen, die dich hoffentlich auch in dieser kurzen Form unterstützen.

Heal & Happy

1. Wahrnehmen und Annehmen

Belastende Gefühle sind etwas Natürliches. *Sit with it*, sagt man im Englischen: *Halte es aus.* Ja, das kostet Kraft, aber wir bekommen auch ganz viel zurück, wenn wir die Leere aushalten. Ich kenne diese schlimmen Momente, ich habe sie acht Jahre lang erlebt. Immer wieder und wieder.

Ich hatte viele offene Fragen und suchte endlos nach Antworten. Warum gerade ich? Dabei wusste ich: Wenn man anfängt, mit dem Schicksal zu hadern, verliert man immer.

Als ich mir schließlich bewusst Zeit für die Leere nahm, und das dauerte eine Weile, als ich mich nicht mehr ablenken musste oder weglaufen wollte, als ich mit ihr, in ihr, bei ihr verweilte, begann sie sich langsam zu füllen. Sie füllte sich mit guten Dingen. Denn gerade wenn wir das Gefühl haben, dass um uns herum alles zusammenbricht, kann in uns eine neue Kraft erwachen, die uns trägt.

Ja, es wird Momente geben, in denen du nicht weiterweißt. Momente, in denen du denkst, dass das alles zu groß ist. Dann: *Sit with it!*

Scheinbar tut sich beim Aushalten nicht viel – äußerlich zumindest. Doch innerlich beginnt ein Aufräumen. Deine Seele braucht Zeit für die Prozesse des Annehmens und Integrierens. Und dein Gehirn auch. Neue neuronale Verbindungen entstehen, Erfahrungen werden anders verknüpft. Dazu müssen alle Gefühle gespürt werden, das ist die Basis deiner inneren Heilung. Gib deiner Psyche Zeit.

2. Die Liebe im Schmerz erkennen

Kennst du das Bild, in dem man sowohl eine junge als auch eine alte Frau sehen kann? Oder das Bild von der Vase, die gleichzeitig ein menschliches Profil darstellt? Viele solcher optischen Täuschungen faszinieren uns – weil zwei Ansichten gleichzeitig möglich sind, wir aber nur eine wahrnehmen. Genauso ist es, wenn wir erkennen, dass der Schmerz nicht nur aus Schmerz besteht. Bei dem Verlust unseres Kindes ist er sogar aus Liebe entstanden. Unsere Liebe zu unserem Kind hat sich in einen unendlichen Schmerz verwandelt. Ist die Liebe deswegen fort? Nein, wir spüren sie im Moment nur nicht, weil der Schmerz alles überlagert.

Mach dir bewusst, dass dein Schmerz nicht alles ist. Auch wenn es sich manchmal so anfühlen mag: Es gibt noch etwas anderes. Um das zu finden, erinnere dich an die guten Momente deiner Schwangerschaft. An die Momente, als du die ganze Welt hättest umarmen können. Wie du dich gefreut hast, Mutter zu werden. Wie die Liebe von dir zu deinem Kind geflossen ist. Wie unermesslich wichtig du für dein Kind warst! Vielleicht glaubst du, das würde den Schmerz nur noch greller machen. Ja, es kann sein, dass es im ersten Moment heftig ist. Dann atme tief, ruhig und gleichmäßig. Bis du spürst, wie der Sturm des Schmerzes verebbt und sich dahinter das endlose und tiefe Meer deiner Liebe ausbreitet. Sie ist immer da.

Alles ist immer gleichzeitig vorhanden. Und ist es nicht so, dass allein die Aussicht, Mutter zu werden, dein Leben schon sehr verändert hat? Erinnere dich daran. Was hat dich besonders positiv geprägt? Was davon hast du mitgenommen in deine Gegenwart?

Öffne dich für die Dankbarkeit, weil du auch so viel Schönes erlebt hast. Ich habe mich damals zum Beispiel auch bei meinem Körper bedankt, weil er immer wieder schwanger geworden ist. Ich beschimpfte ihn nicht, weil er die Babys nicht halten konnte. Ich spürte, wie gut sich das anfühlt: nett zu mir zu sein. Damit öffnete ich mich für Heilung.

3. Sinn finden

Das Buch *Trotzdem ja zum Leben sagen* von Viktor Frankl hat mich sehr beeindruckt. Viktor Frankl hat im Konzentrationslager Schreckliches erlebt, seine Frau und er wurden zur Abtreibung ihres Kindes gezwungen. Er ist daran aber nicht zerbrochen, sondern hat nach dem Krieg unzähligen Menschen in schwierigen Situationen geholfen. Wenn Leben überhaupt einen Sinn hat, muss auch Leiden einen Sinn haben. Damit will ich sagen: Der Verlust eines Kindes ist entsetzlich … und es wäre kaum auszuhalten, wenn er keine Bedeutung hätte.

Irgendwann habe ich verstanden, dass ich selbst entscheide, welchen Sinn ich meinen vier Fehlgeburten gebe. Ich habe Antworten gefunden und mich danach ausgerichtet und ganz bewusst danach gelebt. Das hat mich wieder heil gemacht.

Von Hope & Heal zu happy

Wie soll es jetzt weitergehen? Nun, das liegt an dir selbst, es ist deine Entscheidung. Auch das wirklich in der Tiefe zu begreifen, war für mich eine wichtige Erkenntnis. Wie will ich weiterleben? Auf jeden Fall nicht für immer auf Halbmast. Ich wollte mich wieder lebendig fühlen und fröhlich sein.

In meinen Coachings taucht oft eine seltsame Frage auf: Darf es mir überhaupt gut gehen? Immerhin habe ich mein Baby verloren. Es ist ein tief berührender Augenblick, wenn eine Frau feststellt, was ich auch eines Tages erkannte: Meine Sternenkinder würden sich bestimmt freuen, wenn ihre Sternenmama glücklich wäre.

Natürlich hat das nicht von heute auf morgen geklappt. Doch es ist mir nach und nach gelungen, meine Schritte in eine positive Richtung zu lenken. Ans Licht. Manchmal habe ich mich gefragt, was ich meiner besten Freundin in meiner Situation raten würde. Und das war immer eindeutig: *Hope and heal!* Und dann vielleicht irgendwann: *Heal and happy.*

Übers Glücklichsein zu sprechen, mag dir gerade nach einer Fehlgeburt undenkbar erscheinen. Aber wer genau ist für dein Glück verantwortlich – und für dein Unglück? Ist es dein Kind, das nicht zur Welt gekommen ist?

Ganz ehrlich: Wollte ich ihm wirklich diese Last aufbürden? Auch diese Erkenntnis ist für viele Frauen ein Durchbruch. Danach ist ziemlich schnell klar, dass nur wir selbst aktiv Glück in unserem Leben erschaffen können.

Manchmal wissen wir aber nicht, wie genau das gehen soll. Die Strategien von früher scheinen nicht mehr zu funktionieren. Die Fehlgeburt hat uns verändert, hat Spuren hinterlassen. Also finden wir neue Strategien. Die Überschrift lautet: Ich selbst bin verantwortlich für mein Leben, für mein Glück. Und das erschaffe ich, trotz oder gerade, weil ich so eine schwere Zeit hatte! Das ist kein Kalenderspruch, sondern wissenschaftlich unzählige Male untersucht: Unsere Gedanken können Glück erschaffen oder es vernichten. Konkret sieht die Rechnung so aus, dass es drei positive Gefühlte baucht, um ein negatives seelisch auszugleichen.

Also: Viel Gutes denken. Viel Schönes denken! Gut zu dir selbst sein, damit dein Leben wieder leichter und heller wird.

TIPP

TRAU DICH, WIEDER ZU TRÄUMEN!

Nach einer Fehlgeburt fühlen wir uns oft klein und gebrochen, haben einen Tunnelblick für das Furchtbare und Schreckliche in unserem Leben. Doch genau jetzt sind unsere Träume und Wünsche so wichtig. Also trau dich, wieder zu träumen! Stell dir deine Zukunft vor und male sie dir bunt und wunderschön aus. Das fördert nachweislich die Produktion von Glückshormonen im Gehirn, wodurch wiederum neue Kraft entstehen kann, sowohl auf körperlicher als auch auf seelischer Ebene.

Es ist erstaunlich, aber unser Gehirn kann nicht unterscheiden, ob ein Erlebnis real passiert oder wir es nur in unseren Gedanken erleben.

Um Hormone, die uns ein gutes Gefühl geben, auszuschütten, spielt es keine Rolle, ob wir etwas Schönes wirklich erlebt haben oder es uns nur vorstellen. In diesem wunderbaren Wissen liegt ein enormes Potenzial.

Gewiss, unsere Wünsche werden wir dadurch nicht herbeizaubern können, aber Fakt ist auch: Das glückliche Leben klopft nicht an unserer Tür. Wir müssen es – gerade jetzt – einladen durch unser Denken und Verhalten. Und meiner Erfahrung nach kommt es dann auch.

13. EINE BLAUE LINIE HOFFNUNG

Ich weiß nicht mehr, wie viele Monate es nach meiner kleinen Geburt gedauert hat, bis ich eines Sonntagmorgens gemerkt habe: Alles ist gut, so wie es ist. Ich hatte nach wie vor meinen Kinderwunsch im Herzen, doch friedlich. Ich hatte meine Sternenkinder und meinen Mann an meiner Seite und einen Beruf, den ich liebte, nette Menschen um mich herum und tolle Hobbys, die mir Freude machten. Und so lebte ich einfach mein Leben. Ich hatte mich gefunden.

Viele Leute sagen, man müsse seinen Kinderwunsch loslassen, dann kämen die Kinder automatisch. Ich sage dir: Bei mir war es nicht so. Ich war immer voller Erwartung, dass ich doch noch eines Tages Mutter werde; aber nicht mehr aus einem Mangel heraus (*mir fehlt etwas*), sondern aus einer inneren Stärke heraus. Ich war bereit, alles zu nehmen, was kommen würde. Ich erfüllte mich mit Gedanken und kleinen Dingen im Alltag, die einfach schön waren.

Oliver und ich haben einen Ausflug in den Taunus gemacht und am Nachmittag wollten uns seine Eltern besuchen. Ich dachte nicht: Oh je, ob sie wohl mal prüfend meinen Bauch mustern? Ich habe beim Kuchenbacken nicht gedacht: Ach, wäre das schön, wenn ich ihn zusammen mit meinem Kind hätte backen können. Ich war einfach Caroline und vollständig so, wie ich war.

Dennoch wollten Oliver und ich es vor meinem 40. Geburtstag noch ein letztes Mal versuchen. Aber das war nicht mehr mein einziger Lebenssinn. Es wäre schön, wenn. Aber wenn nicht, dann wäre ich, dann wäre auch alles gut. Als ich die Tragweite dieses Moments begriff, dass ich nun wirklich frei war, kamen mir fast die Tränen. Einen klitzekleinen Augenblick fühlte es sich so an, als würde ich meine Sternenkinder verraten. Doch dann stellte ich mich ans Fenster und schaute in den Himmel, wo ich mir vier kleine Gucklöcher vorstellte, durch die sie mich beobachteten – mit strahlenden Gesichtern.

Natürlich wusste ich, dass sie nicht wirklich da waren.

Oder doch?

Ich holte den Kuchen aus dem Ofen, die Wohnung duftete.

»Der sieht aber lecker aus!«, sagte Oliver, der vom Duft angelockt wurde. »Hast du ein neues Rezept ausprobiert?«

»Ja«, sagte ich. »Und ich habe auch noch ein bisschen was dazu erfunden.«

Ja, das hatte ich wirklich. Für diesen Kuchen und für mein Leben. Ich fragte mich, warum ich so lange dafür gebraucht hatte, wo doch im Grund alles so einfach war. Vorsicht! Da war er schon wieder, der Kritiker. Ich gab ihm ein Stück Kuchen, das ließ ihn verstummen. Gewiss, er würde es immer wieder versuchen. Aber seine Macht schrumpfte. Und darauf kam es an: dass ich selbst mein Leben in die Hand nahm. So wie diesen frisch gebackenen Kuchen, den ich nun vorsichtig aus dem Rohr holte. Spielerisch streckte Oliver seine Hände danach aus.

»Du musst dich noch eine Weile gedulden«, sagte ich zu ihm.

Seufzend schaute er auf seine Uhr. »Noch zwei Stunden, bis meine Eltern kommen.«

»Das schaffst du«, versicherte ich ihm.

»Wenn du das sagst.« Er lächelte.

Da kam es mir in den Sinn, dass ich sogar jahrelang geduldig war.

In Zeiten von Trauer und Verlust ist es wichtig, sich daran zu erinnern, dass Heilung Zeit braucht und dass Geduld oft der Schlüssel ist, um den Weg zurück zur inneren Stabilität zu finden. Möge dir dieses Gedicht über die Kraft der Geduld Trost spenden und dich daran erinnern, dass jeder Schritt auf dem Weg der Heilung und des Wachstums wichtig ist.

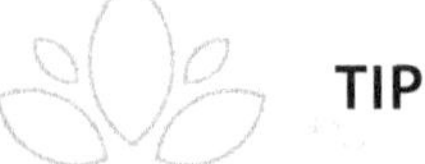

TIPP

ÜBER DIE GEDULD

(…)

Man muss Geduld haben
Mit dem Ungelösten im Herzen,
und versuchen, die Fragen selber lieb zu haben,
wie verschlossene Stuben,
und wie Bücher, die in einer sehr fremden Sprache
geschrieben sind.

Es handelt sich darum, alles zu leben.
Wenn man die Fragen lebt, lebt man vielleicht allmählich,
ohne es zu merken,
eines fremden Tages
in die Antworten hinein.

Rainer Maria Rilke

Natürlich weiß ich, wie schwierig das mit der Geduld ist. Deshalb möchte ich dir an dieser Stelle noch einige Kuchenstücke mit auf den Weg geben.

14. ZEHN INSPIRATIONEN FÜR DICH

1. Mach dir bewusst, dass du diejenige bist, die über dein Leben entscheidet. Wir haben es nicht in der Hand, ein Kind zu bekommen, aber wir haben es in der Hand, ein erfülltes Leben zu führen.

2. Fürchte dich nicht davor, deinen Kummer auszuhalten. In der Leere wirst du Antworten finden, deine Antworten. Und du wirst stärker werden als je zuvor.

3. Entscheide dich für die Rückkehr in ein schönes Leben. Du brauchst dazu nichts verändern, außer deine Gedanken: Lerne freundlicher über die Dinge zu denken, die geschehen sind. Trainiere dich darin, das Gute und Schöne im Schmerz zu sehen.

4. Identifiziere dich nicht mit den Gefühlen, die du hast. Denn: Du bist nicht deine Gefühle. Im Gegenteil: Du kannst bestimmen, welche Gefühle du haben möchtest. Das ist Trainingssache, das kannst du lernen.

5. Mache irgendetwas, das dich erdet, dich mit Mutter Natur verbindet. Körper, Geist und Seele sind miteinander verbunden. Zehn Minuten Waldspaziergang und die Welt hat eine andere Farbe. Auch bei Regen! Jede Art von Aus-der-Puste-Kommen verwurzelt dich in deinem Körper, deinem Leben und flutet dich mit Hormonen, die gute Gefühle in dir auslösen.

6. Vergebung und Aussöhnung: Falls du nicht gut auf deinen Körper zu sprechen warst, versöhne dich mit ihm. Denn: Was wärst du ohne ihn? Auch wenn er dir kein Kind geschenkt hat, so trägt er dich durchs Leben. Alles, was deine Sinne erfreut, ermöglicht dir dein Köper. Mach dir das bewusst und bedanke dich bei ihm.

7. Was würdest du gern spontan tun? Erinnere dich an Dinge, die dir Freude machen, und knüpfe dort wieder an.

8. Besinne dich auf deine Ressourcen:
    *   Freunde
    *   Fähigkeiten
    *   Talente
    *   Hobbys

9. Versuche, jeden Tag drei schöne Momente zu genießen, auch wenn sie noch so klein sind.

10. Stell dir dich selbst in fünf und in zehn Jahren vor. Wie soll dein Leben dann aussehen? Male es dir einmal mit und einmal ohne Kind, aber zweimal leuchtend aus!

Einige Zeit nach meinem Kuchenmoment hielt ich einen Schwangerschaftstest in der Hand und schaute zu, wie eine blaue Linie *Hoffnung* sichtbar wurde. Was dann geschah, erzähle ich in meinem nächsten Buch. Denn schwanger sein nach vier Fehlgeburten ist nicht einfach.

Und weißt du was? Wenn mein Schicksal ein anderes wäre, wenn ich keine vier Fehlgeburten gehabt hätte, dann hätten wir uns gar nicht kennengelernt. Damit will ich sagen: Im Nachhinein erst habe ich erkannt, wie viel ich meinen Sternenkindern und diesen schlimmen Erfahrungen verdanke. An ihnen bin ich gereift, sie haben mir Kraft gegeben und mich zu der Frau gemacht, die ich heute bin. Es war eine Reise zu mir selbst. Dafür bin ich dankbar. Und auch für die vielen lieben Menschen, die mich unterwegs begleitet haben.

Von ganzem Herzen wünsche ich mir, dass auch du dich von mir gut begleitet fühlst!

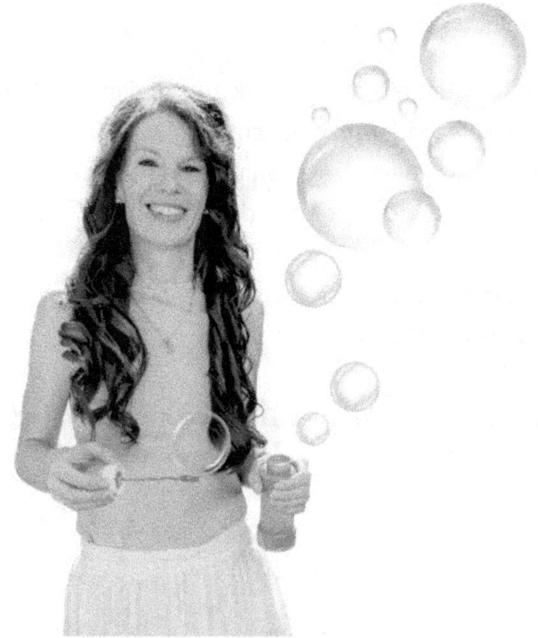

Wenn du mehr wissen möchtest, findest du auf meiner Webseite weitere In-formationen:

https://caroline-lehmann.com

Ich freu mich auf dich!

Deine 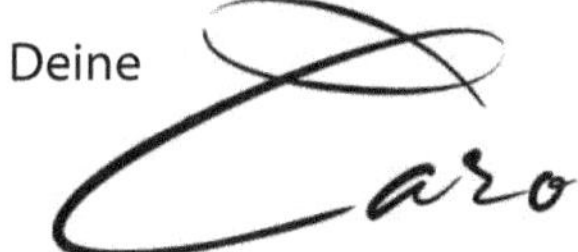

Danksagung

Es war mir eine Herzensangelegenheit, dieses Werk zu schaffen, und eure Unterstützung hat es zu etwas Besonderem gemacht!

Besonders Tina Lauer und der wunderbaren Shirley Michaela Seul fühle ich mich tief verbunden und werde die Zeit im Buddha-Apartment nie vergessen.

Jedes Feedback, jedes Gespräch und jede geteilte Emotion hat mir geholfen zu wachsen und das Buch weiterzuentwickeln.

Meinem Mann Oliver sage ich: Danke – für alles. Du bedeutest mir mehr, als Worte ausdrücken können.